瑜伽解剖書

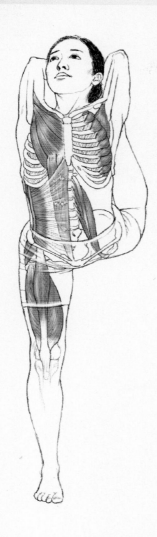

雷思利·卡米諾夫（Leslie Kaminoff）著／雪隆·艾莉絲（Sharon Ellis）繪

謝維玲譯

瑜伽解剖書／雷思利‧卡米諾夫（Leslie
Kaminoff）著；謝維玲譯.
 — 初版.—臺北縣新店市；大家出版；
遠足文化發行，2009.05
　　面；公分.
參考書目；面
含索引
譯自：Yoga anatomy
ISBN 978-986-85088-2-8（平裝）

1. 瑜伽　2. 人體解剖學

411.15　　　　　　　　　　　　　98006980

作　　　者　雷思利‧卡米諾夫（Leslie Kaminoff）
繪　圖　者　雪隆‧艾莉絲（Sharon Ellis）
譯　　　者　謝維玲
名詞審定　曾國藩
全文審定　趙子杰、吳惠美
封面設計　林宜賢
內頁排版　黃暐鵬
行銷企劃　柯若竹
特約編輯　鄭靜琪
責任編輯　宋宜真
總 編 輯　賴淑玲
社　　長　郭重興
發行人兼
出版總監　曾大福
出 版 者　大家出版社
發　　行　遠足文化事業股份有限公司
　　　　　231 台北縣新店市中正路506號4樓
　　　　　電話　(02)2218-1417　　傳真　(02)2218-8057
　　　　　劃撥帳號19504465　　戶名　遠足文化事業有限公司
印　　製　成陽印刷股份有限公司　電話(02)2265-1491
法律顧問　華洋國際專利商標事務所　蘇文生律師
定　　價　360元
初版一刷　2009年5月
再版六刷　2010年2月

Yoga Anatomy
by Leslie Kaminoff
Text Copyright © 2007 by The Breathe Trust
This translation of Yoga Anatomy Published in English in 2007 is published by arrangement with Human Kinetics.
Complex Chinese language edition © 2009 by Common Master Press

目錄

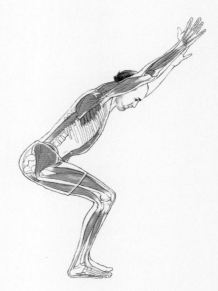

幻椅式　p.40

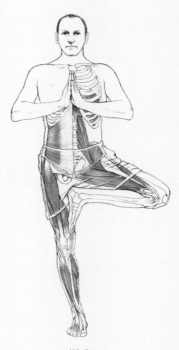

樹式　p.46

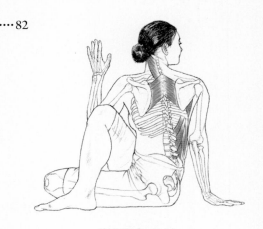

半魚王式　p.96

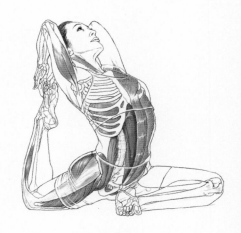

單腿鴿王式　p.126

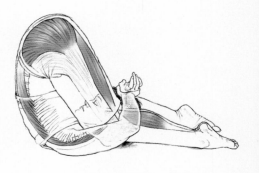

膝碰耳式　p.154

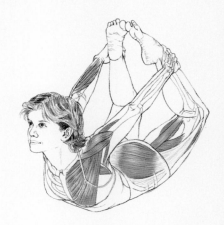

弓式　p.168

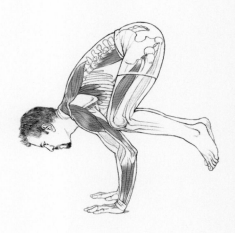

鶴式　p.186

致謝

首先，我要感謝我的家人——妻子Uma和兒子Sasha、Jai、Shaun，在我構思、撰寫和編輯這本書的三年時間裡，他們始終用耐心、理解和愛來支持我。他們犧牲了許多原本可以與我共度的時光，才讓這份工作得以完成，我對他們充滿無盡的感激。我也要感謝我的父母親，感謝他們過去這四十年來支持自己兒子這麼獨樹一格的興趣和職業，允許我去尋找自己的人生道路，這大概是做父母的所能給予兒女最好的一份禮物。

如果沒有才華洋溢且全心投入的團隊不斷提供寶貴支援，這本書根本不可能成真。Lydia Mann，她的正確頭銜應該叫做「專案及作家鞭策者」，她是位優秀的設計家、畫家和好友，帶著我走過出書計畫的每個階段：蒐集資料、整理和編排文章結構；拍攝大部分的照片（包括作者近照）；設計封面；介紹我使用37 Signals公司推出的團隊合作網路平台BackPack，用它來存放完稿需要用到的影像、文字和資訊。沒有Lydia的技術和協助，這本書現在恐怕還在我大腦和硬碟之間漫遊。

Amy Matthews，與我共事並協助我完成此書，她用詳盡且創新的體位法解析，為本書提供了主要架構。跟Amy合作讓我獲益匪淺。

Sharon Ellis這位醫學插畫家，技巧純熟、具有洞察力、靈活度又高，當初我在網路上欣賞到她的作品並邀請她參與這項計畫時，她對瑜伽還很陌生。但沒多久，她就可以隨口說出梵文術語，並且像個瑜伽老手一樣熟稔各種姿勢。

這本書如果沒有Human Kinetics出版社最初的構想，根本不可能問世，而這有賴於Martin Barnard的深入研究。Leigh Keylock和Jason Muzinic在編輯工作上的指導與鼓勵，確保出版計畫能順利進行，我對他們的支持和耐心感激不盡，尤其是耐心。

我要特別向我的出版經紀人暨好友Bob Tabian致上謝意，他一直給我許多理性與經驗上的建議。他是第一個把我當成作家看待的人，並且始終相信我真的可以成為作家。

我要感謝在這一路上教育我、啟發我、還有指導我的Swami Vishnu Devananda、Lynda Huey、Leroy Perry Jr.、Jack Scott、Larry Payne、Craig Nelson、Gary Kraftsow、Yan Dhyansky、Steve Schram、William LeSassier、David Gorman、Bonnie Bainbridge Cohen、Len Easter、Gil Hedley和Tom Myers，我也要感謝過去與現在所有的學生和顧客，他們是我最忠誠也最嚴厲的老師。

我要感謝所有為本書做示範的模特兒：Amy Matthews、Alana Kornfeld、Janet Aschkenasy、Mariko Hirakawa、Steve Rooney（他還出借了國際攝影中心的攝影棚供我們拍攝大部分的照片）、Eden Kellner、Elizabeth Luckett、Derek Newman、Carl Horowitz、J. Brown、Jyothi Larson、Nadiya Nottingham、Richard Freeman、Arjuna、Eddie Stern、Shaun Kaminoff

和Uma McNeill，我也要感謝克里希那馬查亞瑜伽中心（Krishnamacharya Yoga Mandiram）同意我們使用瑜伽大師克里希那馬查亞（Sri T. Krishnamacharya）的肖像，作為繪製大身印和雙腿併攏根式圖解參考之用。

其他為本書提供寶貴協助的人還有 Jen Harris、Edya Kalev、Leandro Villaro、Rudi Bach、Jenna O'Brien，以及呼吸計畫中心所有的老師、工作人員、學生和支持者。

——雷思利・卡米諾夫

感謝萊斯里讓我參與這一切，沒想到當初那個「酷點子」竟然會有此成果！衷心感謝所有給予我支持與鼓勵，讓我對學習充滿好奇與熱情的人：特別是 Alison West，感謝她在瑜伽課裡培養我追根究柢的精神；感謝 Mark Whitwell 不斷提醒我為什麼我會成為一位老師；感謝 Irene Dowd 熱誠而嚴謹的教學；還有 Bonnie Bainbridge Cohen，她的熱情與悲憫心，不但為自己和學生樹立了榜樣，也讓她成為極具天賦的老師。

我要大力感謝所有讓我乖乖完成本書的人：我的摯友 Michelle 與 Aynsley；身心平衡技法暑期研習團隊，尤其是我們同組組員：Wendy、Elizabeth 和 Tarina；Kidney，以及所有被我警告「別再問了！」的人；我的家人；我鍾愛的 Karen，要不是妳的愛與支持，我一定會失去耐性。

——艾美・馬修斯

序

這本書絕不是詳盡完整的人體解剖學或瑜伽學研究，要把它們收納在一本書裡是不可能的。無論在巨觀或微觀層面上，這兩大領域的內容皆難以窮盡：它們的內涵精彩、功能實用，因此，我的目的是將我認為對瑜伽修習者最實用、最有價值的解剖學重點，介紹給老師和學生。

要達成這個目的，就必須有一套特別的脈絡或觀點，讓大家能在浩瀚資訊汪洋中掌握關鍵細節，甚至更進一步組合起這些細節，形成一個「不可分的物質與意識體」[1]的整體存在觀。

本書切入瑜伽的觀點，是以人體結構與功能為基礎。由於瑜伽修練相當強調呼吸與脊椎運作，因此我會特別介紹這兩大系統。有鑒於其他身體部位也跟呼吸與脊椎有關，因此我也會一併檢視，讓瑜伽成為研究解剖學的整體準則。除此之外，對瑜伽修習者來說，認識解剖學也是一項可以防止身體傷害、讓心靈跟肉身緊密結合的強大工具。

瑜伽和解剖學之間會有這種相輔相成的關係，理由很簡單：瑜伽最深奧的義理就建構在人體系統的細微認知上。瑜伽探究的對象是自我，而自我就寄居於肉體之中。

古代瑜伽行者認為，我們事實上擁有三種形體：肉體、星芒體與因果體，從這個角度來看，瑜伽解剖學研究的就是能量如何在這三種層次或三種「體」裡流動。本書目的不在於支持或反駁這個理論，我只希望提供一種觀點，讓身體和心靈都在這個重力場中呼吸、行動的讀者，透過閱讀本書，得以在修息瑜伽的過程中，思考更清晰、呼吸更輕鬆、行動更有效率，進而獲得重大效益。事實上，這也是我們對瑜伽修練的定義：它是身、心與呼吸的合而為一。

這個定義是本書的起點，正如當我們第一次呼吸，重力便開啟我們在這世界上的生命旅程。

瑜伽可供解剖學深入鑽研，而這根植於生命力如何透過身、心與呼吸的流動進而展現自己的過程。那些古老而奧祕的隱喻性語言，都是過去幾千年來數百萬瑜伽追隨者親身實驗的結果，而人體即是他們共同的實驗室。因此，本書的宗旨就是為這間「實驗室」進行一趟導覽，清楚解說儀器的運作方式以及哪些基本流程具有潛在的實用價值。與其成為一本某個特定瑜伽系統的指導手冊，我期望《瑜伽解剖書》可以為所有瑜伽系統的操練原理，打下穩固的根基。

1　本句的靈感來自哲學家及小說家安‧蘭德（Ayn Rand）的名言：「你是不可分的物質與意識體。拋棄你的意識，你就成為畜生；拋棄你的身體，你就遠離真實；拋棄物質世界，你就屈服於邪惡。」

要區分瑜伽修練以及體操或健身操，其中一個關鍵就是呼吸、姿勢與動作在意圖上的整合，而跟這些元素相關的瑜伽基本概念，都完美展現在一些梵文名詞裡，例如：

prana（生命能量，或命根氣）╱*apana*（下行氣）

sthira（穩定）╱*sukha*（喜樂）

brahmana（吸氣擴張）╱*langhana*（吐氣放鬆）

sukha（喜樂）╱*dukha*（受苦）

要了解這些名詞，我們就必須檢視最基本的生命機能單位，了解它們最初是從何而來的。我們將會在書裡陸續為它們下定義。

為了掌握瑜伽與解剖學的核心原理，我們得回到生命演化與孕育的源頭，無論是最簡單的單細胞生物，還是孕育我們生命的起始點，我們都將找到跟所有生命相連，並啟發我們思想、呼吸及身體活動的架構及功能的瑜伽隱喻基礎。

第1章

呼吸動力學

細胞是生命最基本的組成單位，而從細胞中也可以學到許多關於瑜伽的事。事實上，瑜伽最根本的概念就是從觀察細胞的形態與功能中得來的，所以本章將以細胞為起點，從瑜伽的角度探索呼吸解剖學。

認識瑜伽，從細胞開始

無論單細胞植物或多細胞動物，所有生命都以細胞為最小單位，以大約一百兆個細胞組成的人體，也源自一個受精的細胞。

細胞的構造主要可分為細胞膜、細胞核、細胞質三部分，細胞膜隔開了外部環境（含有細胞所需的養分）以及內部環境（包含細胞質與細胞核）。外界的養分必須通過細胞膜才能進入細胞，一旦進入之後，細胞便會進行新陳代謝，將養分轉換成生命運作所需的能量。代謝活動會製造出許多廢物，必須再經由細胞膜排放出去。當細胞膜機能出現任何缺損，無法正常吸收養分或排出廢物，細胞便會挨餓或中毒，最後死亡。觀察這種生命體吸收養分的過程，有助於我們理解 *prana* 一詞。*prana* 除了指生命能量，也可以指帶入生命能量的這個**動作**[1]。

當然，還要有互補的能量。在瑜伽概念裡，與 *prana* 互補的是 *apana*，意思是生命體排出的東西，以及排出的這個動作[2]。*Prana* 和 *apana* 這兩個瑜伽基礎用語，描述的就是基礎的生命活動。

完善的機能必須藉由特定的形式才能展現出來，細胞要正常吸收養分（*prana*）與排出廢物（*apana*），就得有某種條件，例如，細胞膜的結構就必須能讓物質順利進出。它必須具有通透性（見圖1.1），但又不能太通透，否則細胞

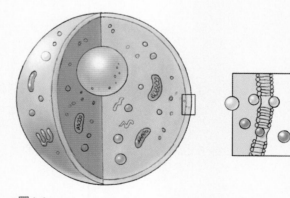

圖1.1
細胞膜必須在穩定性和通透性之間取得平衡

1 　梵文字 *prana* 由 *pra* 及 *an* 兩個字根組成，*pra* 是介詞字首，意思是「在……之前」，*an* 是動詞，意思是「呼吸」、「吹氣」、「活著」。*prana* 在這裡不必大寫，因為它是指單一個體的生命運作過程，字首大寫的 *Prana*，則泛指一切生命力。

2 　梵文字 *apana* 由 *apa* 及 *an* 兩個字根組成，*apa* 的意思是「離開」、「休止」和「往下」，*an* 的意思是「呼吸」、「吹氣」、「活著」。

壁的完整性受到破壞，就會因內部或外部壓力過大而發生外爆或內爆。

在細胞或所有的生命體裡，通透性必須靠穩定性來平衡，而這兩種相對的特性所對應的瑜伽名詞，分別是 sukha[3] 和 sthira[4]。所有成功的生命體都必須在穩定性與通透性、堅硬性與可塑性、持久性與調適性、空間與邊界之間取得平衡[5]。

現在我們已經知道，瑜伽最基本的概念──prana/apana 和 sthira/sukha，可以藉由觀察細胞這個生命最基本的組成單位來加以闡明。接下來，我們就要以這些概念為指引，檢視呼吸系統的結構與功能。

Prana 與 Apana

人體的養分和廢物通道雖然不像細胞那麼簡單，但也沒有複雜到難以理解。

圖 1.2 所示的是簡化版的養分和廢物通道。人體系統上下兩端各有一個開口，當我們把固體和液體的 prana 或生命能量從系統頂端攝取進來，它會進入消化道，經歷一連串的消化過程，等到走完曲曲折折的路徑後，代謝出來的廢物就從下方排出去。這些廢物勢必要往下移動，因為出口就在底部，也就是說，apana 這股力量作用在固體和液體廢物時，一定是往下運行，然後排出。

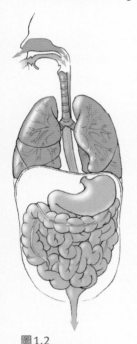

此外，我們也會藉由呼吸，把氣體形式的生命能量（即命根氣）帶進體內。空氣就像固體與液體養分，是從系統頂端進入人體，但它只會停留在肺部這塊橫隔膜以上的空間（見圖 1.3），跟肺泡的微血管進行氣體交換，然後，那些廢氣就必須排出。不過廢氣的進和出，走的是相同的路徑。瑜伽的說法裡，apana 必須要能視廢物的型態自由往上或往下運行，所以，apana 這股下行氣一旦無法逆轉往上，吐氣就會不完全。

我們可以透過瑜伽訓練，習得逆轉下行氣這項基本實用技巧，但大多數人其實無法立即辦到。大多數人習慣以向下推擠的方式運作下行氣，因為每當體內有廢物要排出，人們都傾向擠壓它，將它推下去。這就是為什麼大多數的初學者被要求完

圖 1.2
固體與液體養分（藍色部分）從人體系統頂端進入，然後以廢物的形式從底端排出，氣體養分和廢物（紅色部分）則都從人體系統頂端進出。

3　梵文 sukha 的原始意思是「得到一個好的軸孔」，意指一個可以發揮作用的中央空間。它也有輕鬆、舒適、愉悅、柔和與溫和之意。

4　梵文 sthira 有堅實、堅硬、堅固、緊實、堅強、穩定、耐久、持久和永久之意。英文字如 stay、stand、stable 和 steady，可能就是從構成這個梵文名詞的印歐語字根演變而來的。

5　所有成功的人造結構都是 sthira 和 sukha 互相平衡的結果，比方濾篩的孔洞要大得足以讓液體流出，卻又小得足以防止食物掉落；吊橋一方面有足夠的伸縮性，不怕強風和地震，另一方面又有足夠的牢固性，可以支撐承重的橋面。

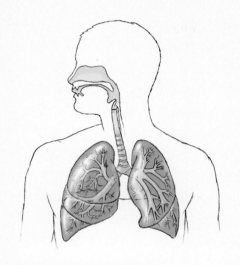

圖1.3　氣體進出人體的通道

全吐氣時，都會去擠壓自己的呼吸肌肉，就像是在小便或大便。

Sukha 與 Dukha

為了讓命根氣與下行氣擁有健康的互動關係，人體系統通道必須暢通無阻。以瑜伽的語言來說，這塊區域必須處於 sukha 狀態，字面上的意義就是「好的空間」。至於 dukha 則是指「壞的空間」，一般翻譯成「受苦」[6]。

這個模式點出了所有傳統瑜伽的基本訓練法，那就是藉由清除阻塞物或障礙物，提高系統的運作效率。當我們製造出更多好的空間，我們的生命能量就會順暢流動，維持正常功能。而這種模式，跟認為身體不斷流失某些必要元素，故得由外補充的模式剛好相反。因此，人們才會說，瑜伽療法90%都跟排除廢物有關。

把這種觀念運用到呼吸訓練上，另一個實用的方法，就是去觀照呼吸：如果我們觀照好自己的呼氣，我們的吸氣也會觀照好它自己。

呼吸、重力與瑜伽

本章一開始，已經闡述了呼吸和身體的一些原理，現在就讓我們看看生命初成形時所發生的一些事。

在子宮裡，胎兒透過臍帶攝取氧氣，母親負責呼吸。此時胎兒的肺部沒有空氣，也幾乎沒有血液，因為它還無法運作，而且多半處於塌陷狀態。除此之外，循環系統有很多部分是相反的，含氧血在靜脈裡流動，缺氧血在動脈裡流動，有些血管甚至會在出生後消失，因為它們會封起來，形成韌帶組織。

出生代表了跟維繫長達九個月生命的臍帶分離。突然間，生平第一次，我們得實質參與身體的一些活動，以確保自己能夠存活，而這便宣告了我們肉體上與生理上的獨立。那是我們的**第一口氣**，也是我們有生以來最重要、最有力量的一口氣。

這是最重要的一口氣，因為這是肺部首次擴張，並且為整個循環系統帶來了關鍵的變化，讓它脫離了原本從母親那裡接收含氧血的運作模式。這口氣不但讓血液湧向肺部、把心臟分成左右兩個幫浦，也讓胎血循環系統的特有血管停止運作，並封閉起來。

這是最有力量的一口氣，因為它必須突破原本塌陷、充滿羊水的肺部組織的表面張

6　梵文字 sukha 由 su（好）和 kha（空間）兩個字根所組成，當它跟 dukha 搭配使用時，指的是一種幸福、無障礙的狀態；就跟「好的軸孔」一樣，一個人的中心部位也需要擁有「好的空間」。梵文字 dukha 是由 dus（壞）和 kha（空間）兩個字根所組成，一般翻譯成「受苦」，它也有不輕鬆、不舒適、不愉悅、困難之意。

力。這股力量（吸氣負壓）是正常吸氣力道的三到四倍之多。

　　另一項發生於出生瞬間的初體驗，就是身體在空間中的重量。在子宮裡，我們處於一個充滿羊水的無重力環境，然後，我們的宇宙突然間擴大了，因為我們出生了——我們自由了。現在，我們的身體可以在空間中自由活動，四肢和頭部也可以隨著身體恣意擺動，但我們在重力環境下需要得到支撐。由於大人在帶著嬰兒移動時都很樂意把嬰兒用襁褓包起來，所以在這麼幼小的階段，穩定性與活動性似乎不是很大的問題。但我們們實際上的確得開始**做**點事情了：我們必須尋找養分。而這就牽涉到一個複雜的動作：同步進行呼吸、吸吮與吞嚥。這個複雜的生存動作所動用到的肌肉，也建立了我們的第一個體位技巧：支撐頭部重量。這項必備技巧牽涉到許多肌肉的協調性、活動性與穩定性平衡（就跟所有瑜伽體位法的技巧一樣）。這項體位技巧會從頭部開始往下發展，直到我們學會走路（大約一年之後），並且在我們腰椎弧度的發展完全時達到巔峰（大約十歲左右）。

　　總結來說，從我們出生的那一刻起，我們就面臨兩種未曾在子宮裡出現過的力量：呼吸和重力。只要我們仍在這個星球上呼吸，為了成長茁壯，我們就得調和這些力量。瑜伽訓練可視為一種方法，有意識地去探索呼吸與體位的關係，因此，瑜伽顯然有助於我們應付這項基本挑戰。

　　用瑜伽的語言來說，呼吸（*prana/apana*）與體位（*sthira/sukha*）之間的整體關係，是生存的必要條件，如果一方出了問題，照道理說，另一方也會出問題。

　　因此本章將把焦點放在呼吸，並進一步探索 *prana/apana* 的概念，而 *sthira/sukha* 的概念則會在第二章介紹脊椎系統時提出解釋。至於本書其他章節，則將檢視呼吸與脊椎如何結合，並運用在瑜伽體位法的練習裡。

呼吸的定義

　　呼吸是把空氣吸入肺部再排出去的過程，這是很好的解說起點，但讓我們先來定義所謂的「過程」是什麼。呼吸是一種動作，也是生命體最基本的活動之一，具體來說，呼吸牽涉到兩大體腔的活動。

兩大體腔的活動

　　圖1.4是一張簡化的人體構造圖，顯示了人體軀幹可分成上下兩大體腔：胸腔及腹腔。這兩大體腔有共通點，但也有重大差異，例如兩者都包含了重要器官：胸腔有心臟與肺臟，腹腔有胃、肝臟、膽囊、脾臟、胰臟、大小腸、腎臟、膀胱等；兩者都由脊椎從後方支撐著；兩者都有一個通往外界的開口：胸腔的開口在上，腹腔的開口在下；兩者共用一個重要結構：橫隔膜（它構成腹腔頂部及胸腔底部）。

　　另一個重要的共通點是它們都可以變動：它們能改變形狀，而這種改變形狀的能力

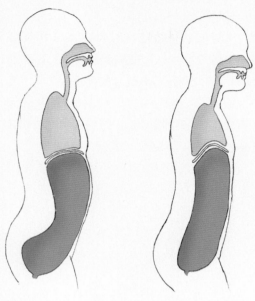

圖1.4
呼吸會讓胸腹形狀改變，左圖為吸氣狀態，
右圖為呼氣狀態。

跟呼吸密不可分，如果不能這樣變動，身體就無法呼吸。腹腔和胸腔雖然都能改變形狀，但怎麼變，卻有結構上的重大差異。

腹腔改變形狀的方式，就跟水球等充滿液體且有彈性的結構物一樣。當我們擠壓水球的一端，另一端便會鼓起，因為水是無法壓縮的，我們的擠壓只會讓體積固定的水從彈性容器的一端流到另一端，這個道理在呼吸動作擠壓腹腔時也同樣成立。當呼吸動作擠壓某一區，另一區就會鼓起，那是因為這動作改變了腹腔的形狀，但沒有改變腹腔的體積。

除了呼吸以外，其他的生命運作過程也會改變腹腔的體積。如果我們喝下大量液體，或者吃了一頓大餐，整個腹腔的體積就會隨著臟器（胃、腸、膀胱）的膨脹而增加。腹腔的體積一旦增加，胸腔的體積便會減少，這就是為什麼人在大餐後、排便前或者懷孕時，都會感到有點難呼吸。

和腹腔不同的是，胸腔的形狀和體積會同步改變，就像氣體充塞在一個有彈性的容器中，例如手風琴的風箱。當我們擠壓時，風箱體積減少，空氣被迫跑出來，當我們把風箱拉開，體積增加，空氣就會跑進去，這是因為手風琴具有伸縮性。對胸腔來說也是如此，它可以改變形狀及體積，而不像腹腔及其內的臟器。

體積與壓力

體積與壓力成反向關係：體積增加，壓力就減少；體積減少，壓力就增加。由於空氣永遠往壓力較低的地方流動，所以胸腔體積一旦增加（想想手風琴的例子），壓力就會減少，促使空氣流進去。這就是吸氣。

有意思的是，儘管我們覺得是我們自己在吸氣，但並不是我們把空氣**拉**進體內。空氣是被圍繞著我們的大氣壓力給推進體內，也就是說，真正讓空氣進入肺部的那股力量其實來自體外。我們花在呼吸上的能量會改變胸腔形狀，使胸腔壓力減少，空氣就這麼被大氣壓力給推進體內。

現在，讓我們把胸腔和腹腔想像成一台手風琴疊放在一顆水球上，這可以幫助我們理解兩大體腔在呼吸過程中的互動：當一方變動，另一方勢必也會有所變動。前面提過，當我們吸氣時（形狀上的改變使大氣壓力把空氣推入肺部），胸腔的體積會增加，一旦

這股力量下壓到腹腔，就會改變腹腔的形狀。

在放鬆、安靜的呼吸過程裡（例如睡覺時），呼氣是一種被動的逆向動作：吸氣時擴張開來的胸腔和肺部組織會彈回原來的大小，把空氣推出去，讓胸腔恢復原狀，形成所謂的「被動反彈」。只要這些組織的彈性稍稍減弱，身體就無法充分進行被動呼氣，造成許多呼吸上的問題。

在主動呼氣模式裡（例如吹蠟燭、說話、唱歌及各種瑜伽訓練），環繞著兩大體腔的肌肉系統會收縮，把腹腔往上推入胸腔，或把胸腔往下推入腹腔，或兩者相互推擠。

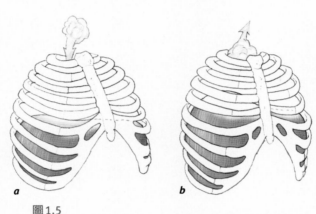

圖1.5
在吸氣（a）及呼氣（b）時，胸腔形狀的三度空間變化。

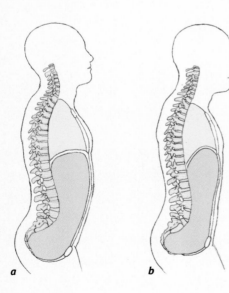

圖1.6
腹腔在呼吸過程中的形狀改變：
（a）吸氣＝脊椎伸直；（b）呼氣＝脊椎屈曲。

呼吸造成的
三度空間形狀變化

由於肺部在胸腔裡占據三度空間，所以當胸腔為了讓空氣進出而改變形狀時，它的形狀變化也是三度的。說得具體一點，當我們吸入一口氣，胸腔的體積就會往上下、左右和前後擴大，呼氣則會縮小這個三度空間的體積（見圖1.5）。

由於胸腔形狀的改變必定會牽動腹腔形狀，所以我們也可以說，腹腔的形狀（非體積上）也會發生三度的改變：它會往上下、左右、前後三個方向推拉（見圖1.6）。在一個活生生會呼吸的人體裡，胸腔的形狀改變時，腹腔的形狀也要隨之改變，所以腹部的健康會強烈影響呼吸品質，而呼吸品質也會強烈影響腹部臟器的健康。

呼吸的延伸解釋

根據目前所知的部份，我們可以對呼吸的定義做出以下的延伸解釋：

呼吸是把空氣吸進肺部再排出去的過程，這來自胸腔與腹腔三度空間形狀上的改變。

從這個角度來定義，不但解釋了呼吸是什麼，也解釋了呼吸的運作方式。而對瑜伽訓練來說，這個定義含意深遠，因為它可以帶領我們檢視脊椎。脊椎是負責支撐兩大體腔、並使之得以改變形狀的結構，而這也是第二章的主題。

為了解橫隔膜這單一肌肉何以能引發這一切活動，我們現在就來詳細地探討它。

橫隔膜在呼吸中的角色

幾乎所有介紹解剖學的書，都會提到橫隔膜是呼吸的主要肌肉，現在就讓我們把它加到呼吸的定義裡，開始探索這塊引人注目的肌肉：

橫隔膜是改變胸腔與腹腔三度空間形狀的主要肌肉。

為了認識橫隔膜如何造成這種三度空間的變化，我們需要探討下列幾個部分：它在體內的形狀與位置、它附著在什麼部位、什麼部位依附著它，以及它與其他呼吸肌肉的互動及關係。

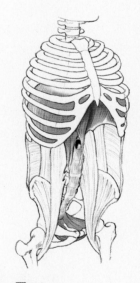

圖1.7
橫隔膜的起端與止端

形狀與位置

橫隔膜把軀幹分成胸腔與腹腔，它是胸腔的底、腹腔的頂，結構延伸得很廣：上緣介於第三肋與第四肋之間，下緣的肌纖維連接到第三節腰椎的前面。簡單來說，就是從乳頭一直延伸到肚臍。

橫隔膜的圓拱形常讓人聯想到許多畫面，例如香菇、水母、降落傘和頭盔。值得一提的是，這個形狀是由它所包圍以及支撐著它的器官所創造出來的。如果沒有這些器官，它的拱頂就會塌陷，就像癱軟的毛線帽一樣。另一個明顯的特徵是，這個圓拱形左右並不對稱，右邊比左邊高，那是因為右邊有肝臟從下方頂著，左邊則有心臟從上方壓著。

起端與止端

　　橫隔膜的下緣附著於三個部位：胸骨柄尾部、胸廓底部以及腰椎前面（見圖1.7）。這三個部位共同形成一道連續的橫隔膜邊界，除了劍突背部及一到三節腰椎前面屬於骨質結構以外，其餘超過90%的部分都附著在柔韌組織上：第六肋到八對肋骨前端的肋軟骨及弓狀韌帶上；弓狀韌帶由第十對肋骨延伸到第十一、十二對肋骨，再連接到脊椎。

　　所有橫隔膜的肌纖維都從起端開始往上延伸，然後止於水平的平坦頂端，也就是中心腱。因此橫隔膜基本上是止於它本身的中心腱，一種非收縮性的纖維組織。

器官的連結

　　橫隔膜的中心腱是胸腔與腹腔器官周圍的結締組織的樞紐，這些重要的結締組織可以簡單記成「3P」：

- Pleura 胸膜：包覆肺部。
- Pericardium 心包膜：包覆心臟。
- Peritoneum 腹膜：包覆腹腔器官。

　　因此我們可以清楚看到，兩大體腔形狀的改變會強烈影響內部臟器的活動。橫隔膜是這些臟器活動的起源，所以在解剖學上，橫隔膜的運作跟器官的健康有很明顯的關聯。

肌動作

　　要記住，橫隔膜的肌纖維基本上是沿著身體縱軸（上－下）延展的，所以肌肉也會以這個方向伸縮。前面曾經提過，呈水平的中心腱是無收縮能力的組織，只會在下方肌纖維的牽動下移動（見圖1.8）。

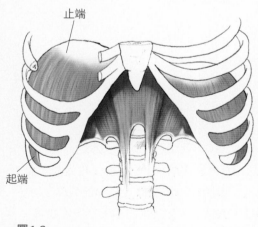

圖 1.8
橫隔膜的肌纖維都是從起端縱向延伸到位於中心腱的止端。

止端

起端

　　跟其他肌肉一樣，橫隔膜的肌纖維在收縮時會把起端和止端（胸廓底部和中心腱）拉近，而這個動作就是胸腹部在呼吸時，會產生三度空間形狀變化的根本原因。

　　要進一步了解這項事實，我們就必須釐清一個問題：在收縮過程中，究竟是橫隔膜的起端朝止端的方向移動，還是止端朝起端的方向移動？如同所有肌肉，橫隔膜的活動型態，要視固定及活動的部份在肌肉的哪一端。舉個例，腰肌在把腿移向脊椎前面（例如一腳站立，另一腳往上抬起），或者將脊椎前面移向

腿部（例如把腳壓住做仰臥起坐）時，都能讓髖關節屈曲。在這兩個例子裡，腰肌做的其實是同一件事：收縮。差別只在於哪一部份的肌肉是固定、哪一部份的肌肉是動作端。

我們可以把腰肌看成「腿的動作肌」或是「軀幹的動作肌」，同樣的，我們也可以把橫隔膜看成「腹腔擴張器」或是「肋廓撐開器」（見圖1.9）。橫隔膜的肌肉動作跟上腹部的鼓起[7]現象（也就是我們熟悉的「腹式呼吸」）最為相關，但這只會發生在橫隔膜的起端（胸廓底部）維持固定而止端（中心腱）可以活動的情況之下（見圖1.10a）。

如果中心腱固定，肋骨可以自由活動，那麼橫隔膜收縮就會使胸廓擴大（見圖1.10b），形成所謂的「胸式呼吸」。很

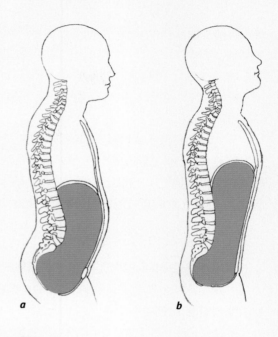

圖1.9
橫隔膜在腹部吸氣過程中扮演腹腔擴張器（a），在胸部吸氣過程中則扮演肋廓撐開器（b）。

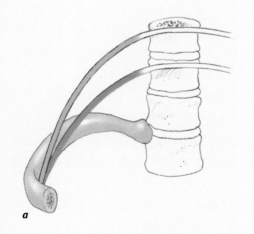

中心腱

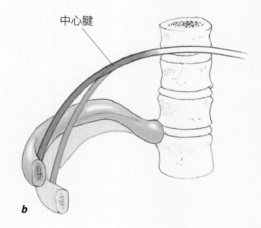

圖1.10
（a）當肋骨固定，腹部放鬆，橫隔膜收縮，中心腱就會下移。
（b）當胸廓放鬆，中心腱被腹部動作固定住，橫隔膜收縮就會造成肋骨上移。

7　雖然大多數老師都把這種橫隔膜的活動叫做腹腔的「擴大」，但這個說法並不正確。在呼吸過程裡，腹腔只會改變形狀，不會改變體積，所以較準確的說法是上腹部的「鼓起」。

多人以為，胸式呼吸是橫隔膜以外的肌肉所造成的，於是衍生出「橫隔膜」呼吸以及「非橫隔膜」呼吸的二分法。會出現這種令人遺憾的錯誤，是因為很多接受呼吸訓練的人在進行胸式呼吸（非腹式呼吸）的時候，常受到提醒說他們沒有用到橫隔膜，但那其實是不正確的。除了癱瘓，人在呼吸的時候一定都會用到橫隔膜，問題在於它有沒有獲得有效的運用。

假如我們有辦法放鬆提供橫隔膜穩定度的肌群，讓起端和止端自由地相互靠近，那麼，胸腔和腹腔將會同步動作。但是這種狀況不太可能發生，因為要讓身體質量能夠在重力場中維持穩定，大部分提供呼吸動作穩定度的肌肉（它們同時也是維持身體姿勢的肌肉），必須在整個呼吸過程中均維持活動的狀態。

改變三度空間外形的發動機

橫隔膜是改變胸腔與腹腔形狀的作用肌，不過瑜伽體位法及呼吸訓練裡的特定運作方式，卻是靠橫隔膜以外的肌肉來達成的，它們叫做呼吸「輔助肌」，我們可以用汽車和引擎的概念來比喻。

引擎是汽車的發動機，所有跟汽車運轉（包括電子裝置）相關的動作，都來自引擎。同理，呼吸所造成的胸腹三度空間形狀變化也來自於橫隔膜。

開車時，我們唯一可以直接控制的引擎功能就是它的轉速：踩下油門，轉速就變快，放開油門，轉速就變慢。同樣地，橫隔膜功能中我們唯一可以自主控制的部分，就是它活動的時機。

我們並不是直接操作引擎來駕馭汽車，而是在排檔、煞車、方向盤和懸吊系統的協助下，控制引擎的力道引導汽車朝特定方向前進。同樣的道理，我們不是直接操作橫隔膜來「駕馭」呼吸。為了控制呼吸的力道並且引導它進入某種模式，我們需要呼吸輔助肌的幫忙。

從這個引擎解剖學的觀點來看，為了要改善呼吸功能而進行「橫隔膜訓練」，這種說法其實大有問題，因為光是學會如何踩油門，並不能讓我們成為好駕駛。我們在駕駛訓練上所習得的技巧，大部分都跟車速、方向控制、煞車和換擋之間的協調有關。同樣地，呼吸訓練實際上應該叫做「輔助肌訓練」，當身體所有的肌肉系統都跟橫隔膜的動作取得協調，我們的呼吸就會更有效率。

除此之外，將橫隔膜的移動窄化為腹部起伏（腹式呼吸）其實也不正確，這等於是宣稱引擎只具備推動汽車前進的功能，若要能讓汽車倒退還得靠其他的動力來源，這是不正確的。錯誤的汽車機械概念是因為不了解引擎與排擋之間的關聯，而錯誤的呼吸概念，也是由於不了解橫隔膜與呼吸輔助肌之間的關聯。

再說，認為腹部起伏是正確的呼吸法，而胸部起伏是不正確的呼吸法，這種觀念之荒謬，就跟宣稱汽車只有不斷往前開才能發揮最大作用一樣。如果缺少倒退的能力，車輛最終將會困在一處而無法脫身。

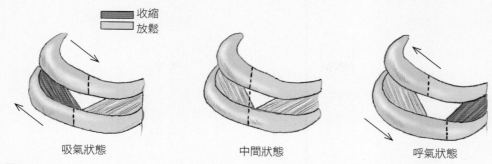

吸氣狀態　　　　中間狀態　　　　呼氣狀態

圖 1.11
肋間肌可以在呼吸時輔助肋骨滑動。
當吸氣（a）時，外肋間肌會收縮，內肋間肌會放鬆，當呼氣（c）時，情況剛好相反。

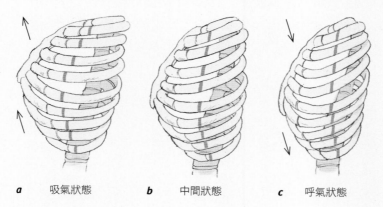

a　吸氣狀態　　　*b*　中間狀態　　　*c*　呼氣狀態

圖 1.12
在呼吸過程裡，肋骨上下間距其實維持不變，但是會左右相對滑動，這從紅線位置的移動就可以看出來。

呼吸輔助肌

　　雖然所有人都同意，橫隔膜是主要的呼吸肌肉，但在歸類其他與呼吸過程相關的肌肉時，歸類方法上所抱持的觀點卻不盡相同甚至互相衝突。如果將呼吸定義為胸腹部三度空間形狀的改變，我們就可以把橫隔膜以外的**任何**肌肉都定義成輔助肌（見圖 1.11 和 1.12），這與胸腔體積的增加或減少（吸氣或呼氣）無關，因為無論在哪個呼吸階段，這兩組肌肉都處於運動狀態。現在我們就用腹式呼吸與胸式呼吸的分析來舉例說明。

　　在腹式呼吸裡，橫隔膜的起端能固定在肋骨周圍，是因為內肋間肌、胸橫肌等其他肌肉把胸廓往下拉（見圖 1.13 到 1.16），這些肌肉雖然統一歸類為「呼氣肌肉」，此時卻主動參與吸氣的形狀變化。在胸式呼吸裡，橫隔膜的中心腱（止端）雖然也由同樣被歸類為「呼氣肌肉」的腹肌所固定，但此時它顯然也參與了吸氣的動作。要注意的是，在這兩個例子裡，當一處輔助肌肉處於運作狀態，另一處的肌肉就得放鬆，所以在腹式呼吸裡，腹壁必須放鬆，而在胸式呼吸裡，拉住胸廓的肌肉就必須鬆手。

腹腔和胸腔的輔助肌

我們可以把腹腔及其肌肉系統想像成一顆完全被彈性纖維包住的水球，因此在呼吸過程中，這些纖維會隨著橫隔膜的動作而縮短、拉長，出現無數形狀變化。當橫隔膜進行收縮作用（吸氣），一些腹肌就必須放鬆，以便讓橫隔膜可以移動。如果我們同時收縮所有腹部肌肉，然後試圖吸氣，我們會發現這很難辦到，因為我們限制了腹腔改變形狀的能力。

腹腔肌肉群不只藉由控制腹腔形狀來影響呼吸方式，由於它們直接附著於胸廓，所以也會直接影響胸廓的擴張能力。

在所有腹肌裡，最能直接影響呼吸的就是腹橫肌（見圖1.13）。它是最內層腹壁肌肉，起端位置與橫隔膜相同，並從胸廓內面底部的肋軟骨開始延伸。它的橫向肌纖維跟橫隔膜縱向伸展的肌纖維成直角交錯（見圖1.14），因此當胸廓擴張時，腹橫肌便會直接成為橫隔膜的拮抗肌。另外，腹橫肌的橫向肌纖維也會往上延伸到胸腔後壁，形成胸橫肌壓

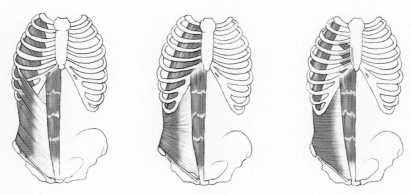

圖1.13
這三張圖顯示了腹外斜肌如何變成外肋間肌（左）、腹內斜肌如何變成內肋間肌（中），
以及腹橫肌如何變成胸橫肌與最內側的肋間肌（右）。

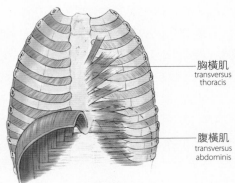

胸橫肌
transversus
thoracis

腹橫肌
transversus
abdominis

圖1.14
這張胸腔壁的後視圖顯示，橫隔膜的起端與腹橫肌互成直角，
它們顯然是瑜伽 *prana*／*apana* 概念裡主動肌與拮抗肌、吸氣肌與呼氣肌的配對組合。

住胸骨。

　　類似這種延伸至胸腔的例子，也出現在腹壁的其他層肌肉上，例如腹外斜肌變成外肋間肌，腹內斜肌變成內肋間肌（見圖1.13）。其中，外肋間肌是胸腹肌肉群裡唯一能夠擴大胸腔體積的肌肉，其餘各層肌肉的作用都在於縮小胸腔體積，要不就是壓迫胸廓，要不就是把橫隔膜的中心腱往上推。

其他輔助肌

　　胸部、頸部與背部的肌肉雖然也能擴張胸廓（見圖1.15和1.16），但效率遠比不上橫隔膜與外肋間肌，原因是它們的位置與附著點無法對胸廓提供足夠的槓桿效果，還有它們通常不會參與呼吸的過程。這些肌肉主要負責頸部、肩帶與手臂的活動：幫助穩定近端關節（靠近身體軸線），使遠端關節（遠離身體軸線）得以活動，所以如果要這些肌肉擴張胸廓，它們就必須反過來運作，以更多肌肉來穩定遠端關節（止端），使近端關節（起端）活動。

　　輔助呼吸肌肉張力大時，會降低氧氣的使用效率，大幅降低充氧作用的效益，因此降低輔助呼吸肌肉的張力，是提升呼吸效率的唯一方法。如此便能提升橫隔膜的運作效率以改變其形狀。

其他兩種隔膜

　　除了橫隔膜之外，呼吸也牽涉到骨盆隔膜和聲帶之間的協調。瑜伽修習者特別感興趣的練習之一就是「根鎖」（*mula bandha*），它指的是提升骨盆底部肌肉（見圖1.17 a與b）的動作，其中包含腹壁內層下端的肌纖維。根鎖的作用是讓下行氣往上流動，穩固橫隔膜的中心腱，如果在根鎖的運作過程中吸氣，上腹壁肌肉的

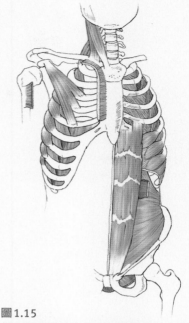

圖1.15
部分呼吸輔助肌肉：藍色肌肉的作用在於減少胸腔體積，紅色肌肉則在於增加胸腔體積。

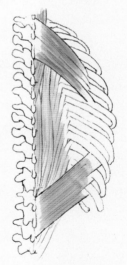

圖1.16
後鋸肌：後上鋸肌（紅色）可以輔助擴大胸腔體積，後下鋸肌（藍色）可以輔助減少胸腔體積。

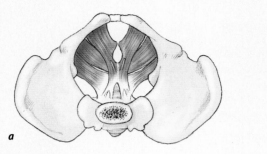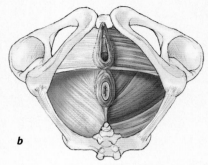

圖 1.17
（a）由骨盆隔膜上方俯視最底部肌肉。（b）由骨盆下方仰視，可看到淺層與深層肌肉的走向。越淺層的肌肉，就越往左右方向伸展（從坐骨到坐骨），越深層的肌肉，則越往前後方向伸展（從恥骨聯合到尾骨）。

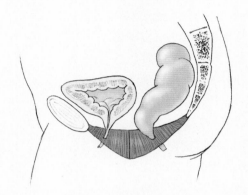

圖 1.18
會陰部較淺層的肌纖維（如圖 1.17 b）的動作，跟肛門括約肌、尿道括約肌以及下行氣的下行有關（亦即固體與液體廢物的排出），至於骨盆隔膜深層的肌纖維（如圖 1.17 a）動作，則跟下行氣的上行有關（亦即藉由呼氣排出氣體廢物）。

附著點就需要放鬆，以便讓橫隔膜起端可以往上移動到胸廓底部，形成所謂的「臍鎖」（*uddiyana bandha*，*uddiyana* 意指向上飛升）。

　　值得注意的是，較外層的會陰肌纖維並不屬於根鎖的運動範圍，因為它們還牽涉到跟下行氣（固體與液體廢物的排出）相關的肛門括約肌與尿道括約肌，如圖 1.18 所示。

聲帶隔膜

　　聲門（如圖 1.19 所示）是呼吸通道的出入口，但它不是一個構造，而是位於聲帶皺摺之間的空間。瑜伽修習者經常會根據他們在呼吸、聲音和體位上的需求，用各種不同的方式調節這塊空間。當處於休息狀態（例如睡眠或較為放鬆、緩和的瑜伽練習）時，負責控制聲帶的肌肉便會放鬆下來，讓聲門縮小或擴大（見圖 1.20 a）。

　　當我們進行較深且急促的呼吸練習時（如聖光呼吸法 *kapalabhati*，或風箱呼吸法 *bhastrika*），負責拉開聲帶的肌肉會收縮，讓空氣流動的通道變大（見圖 1.20 b）。當我們

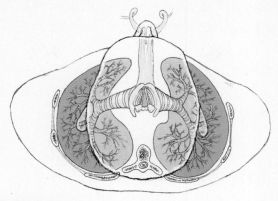

圖1.19　空氣（藍色）進出肺部的通道

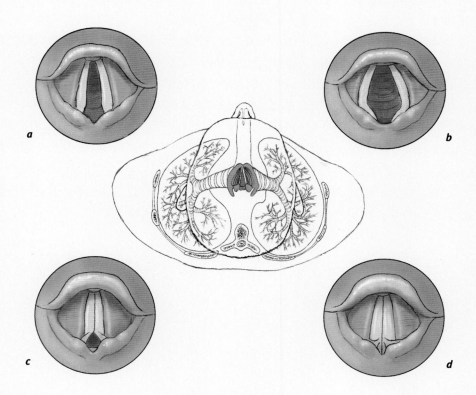

圖1.20
聲帶的所在狀態與位置：（a）放鬆狀態（b）用力呼吸時的極度張開狀態（c）低語時（或ujjayi）的微張狀態（d）說話發音時的閉合狀態。

進行較深且緩慢的呼吸練習時，聲門會有一部分掩閉起來，只在聲道後方留下一個小開口（見圖1.20 c）。這也就是我們說悄悄話時的動作，在瑜伽裡它稱為「勝利式呼吸法」（*ujjayi*[8]）。

當我們發聲或者進行瑜伽唱誦練習之時，左右兩條聲帶會一起拉到發音位置（見圖1.20 d），以便讓流入的空氣振動，製造出聲音。至於聲音的音調（到某個程度時還會包括聲音長度）則視聲帶閉合的緊繃程度而定。

鎖印

這三道隔膜（骨盆隔膜、橫隔膜與聲帶）以及勝利式呼吸法，全都跟瑜伽動作與呼吸之間的協調性有關。除了讓呼吸變得更綿長、更有品質，勝利式呼吸法的「閥門」還能對整個腹腔及胸腔施加背部壓力，讓脊椎能夠在拜日式等較綿長緩慢的前彎和後仰的串連動作中得到保護。以瑜伽術語來說，這些隔膜動作（鎖印）可以讓身體更為穩定（*sthira*），以免身體在重新分配物理性壓力時受到傷害。這些動作除了讓身體克服重重阻力，而且還能讓身體製造更多的熱，因此這些練習都被稱為 *brahmana*[9]，意指熱、擴張、力量增強以及承受壓力，除此以外，它也跟吸氣、滋養、生命能量和胸部有關。

當我們在較有支撐性、水平性與恢復性的瑜伽練習中放鬆身體時，記得要鬆開跟支撐垂直姿勢有關的鎖印與聲帶，這部分的瑜伽練習就是所謂的 *langhana*[10]，意指冷靜、凝聚、放鬆、敏銳度及向內觀照。另外，它也跟呼氣、排除、下行氣和腹部有關。

瑜伽呼吸練習的最終目標，是讓身體系統從慣性與失調的束縛中釋放，因此我們的首要之務，便是跳脫呼吸只有一種正確方法的認知。倘若我們的身體是在支撐到重力中心之後才移動脊椎，效果會跟鎖印一樣有用，此時需要釋放系統內的穩定力，以便到達舒適（*sukha*）的放鬆境界。

如果瑜伽訓練能讓我們的呼吸變得更協調、更平衡，那是因為它會讓我們的身體在面臨日常生活中各種不同姿勢與活動需求時，擁有更靈活的反應能力。

8　U代表 *udana*，意指在喉部的上升命根氣，*jaya* 意指勝利。

9　該梵文字根 *brh* 有「長大或茁壯」、「增加」、「變大、變胖或變壯」以及「擴張」意。

10　這是源自阿育吠陀古印度醫療系統的一個用語，意指可減少或排除系統廢物的療法，例如斷食。

第2章

瑜伽與脊椎

　　中樞神經系統複雜的感覺與運動功能，為脊椎的運作提供極大彈性。這些系統隨著數百萬年的演化，並因應人類始祖求生時的重大需求，逐漸發展出一種可以活動自如、但又堅固得足以保護脆弱維生組織的構造。這個構造就是脊椎，它是大自然為了滿足穩定（sthira）和舒適（sukha）的雙重需求，所提出最精緻繁複的解決方案。

　　人類的脊椎跟其他哺乳類動物不同，它有原發性弧度（primary curve）和繼發性弧度（secondary curve）。原發性弧度包含後凸的胸椎弧度和薦椎弧度，繼發性弧度則包括前凸的頸椎弧度和腰椎弧度（見圖2.1）。只有真正的兩足動物才需要這種兩兩成對的脊椎弧度。在樹林間擺盪和用指節行走的靈長類動物雖然也有些微的頸椎弧度，但並沒有腰椎弧度，因此牠們無法光靠兩隻腳持續行走。

　　原發性（後凸）弧度是水生動物從水中過渡到陸地時，最早形成的前後向[1]脊椎弧度。當我們在充滿羊水的子宮裡等待出生，我們的脊椎只會顯現出原發性弧度（見圖2.2），等我們的頭順利通過狹窄的產道，我們的頸部就會經歷第一次的繼發性（前凸）弧度[2]（見圖2.3）。

　　隨著身體的姿勢從頭部逐漸往下發展，在三到四個月大、頸部可以支撐頭部重量時，頸椎弧度便會出現，並在九個月大後、上半身會維持直立時完全成形（見圖2.4）。

　　等我們學習爬行幾個月之後，就必須具備腰椎弧度，以便讓重量落在腳上。在十二到十八個月大開始學會走路時，腰椎會從原發性（後凸）弧度逐漸變直。到了三歲，我們的腰椎會開始向前凸，但這要在六到八歲大時才能從外觀上看出來，並且在十歲之後完全成形。

　　大自然最巧妙的設計就展現在人類的脊椎上，而且沒有其他脊椎動物能夠相提並論。從工程學的觀點來看，人類是支撐基礎最小、重心最高、腦子最重（相較於全身

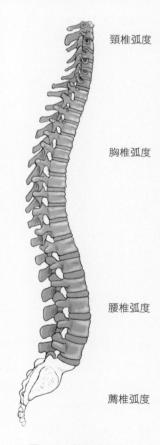

頸椎弧度

胸椎弧度

腰椎弧度

薦椎弧度

圖2.1　脊柱弧度

1　魚、蛇等動物側向擺動前進的能力，對於撐起腹部行動的四足動物來說並沒有用處，因此成功的四足動物發展出腹部離地的能力，讓體重與動力分配到四肢而非集中在脆弱的脊椎中心。

2　這點呼應了一項事實：早期四足動物發現抬頭有利求生和掃視前方景物，因此首度在頸椎部位演化出繼發性弧度。

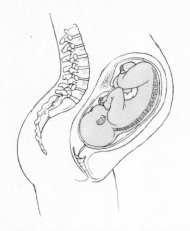 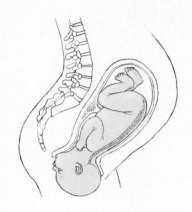

圖2.2　整條脊椎在子宮裡呈現原發性弧度　　圖2.3　當胎兒的頭順利通過子宮頸與陰道之間的90度彎角，繼發性弧度首度出現。

出生　　　三到九個月　　　一到三歲　　　六到十歲

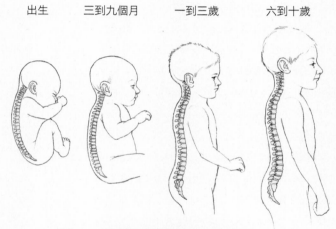

圖2.4　原發性弧度及繼發性弧度的發展

重量[3])的哺乳類動物，但身為地球上唯一真正的兩足動物，人類卻也是力學平衡最差的生物。值得慶幸的是，這個頭重腳輕的缺點可以靠大腦得到彌補，它會設法讓整件事順利運作，而這也是瑜伽可以派得上用場的地方。

　　人類的體型，尤其是脊椎，完美解決了固定性與可塑性之間的矛盾需求。我們將會在下一節看到，我們體內「穩定」和「舒適」兩股力量的結構性平衡，會牽涉到所謂的「內在平衡」原理，而這是一種可以透過瑜伽訓練開發出來的深層支撐力。

3　藍鯨的大腦是所有動物當中最大的，但它只占全身重量的0.01%。人類以1.9%的比率位居第一，大鼠則以1.5%的比率緊跟在後。

內在平衡

如果我們把脊椎上所有肌肉都去掉，脊椎還是不會崩解，為什麼？透過「內在平衡」，我們不但可以了解為何脊椎是自我支撐的構造，也能明白為何任何一個脊椎動作都能產生一股潛在能量，讓脊椎返回中立位置。同樣的結構原理也出現在胸廓及骨盆結構上，它們也靠機械張力連結在一起。它們牽涉到中軸骨骼核心構造的機制，揭露出瑜伽訓練能從體內釋放出潛在能量的原因和事實。

瑜伽原理和瑜伽療法都共同強調一點，那就是當阻力減少，身體就會發生最深遠的改變。在內在平衡的例子裡，它會牽涉到一股支撐身體核心的巨大內建力量，但這股內在支撐力並非來自肌肉，而是來自軟骨、韌帶與骨骼這些非收縮性組織之間的關係。因此，當這股力量得以彰顯出來，絕對是因為某些外部肌肉不再從中阻撓。

肌肉為了持續且無意識地對抗重力，我們必須消耗很多能量，因此若是放棄對抗重力，便能感受到一股能量釋放出來。在身體達到內在平衡之後，常會深深體會到身體的活力逐步復甦，因此內在平衡會被視為能量的來源。簡而言之，瑜伽可以辨別並解除最不具效益且會妨礙深層力量展現的外部肌肉施力，幫助我們釋放儲存在中軸骨骼的潛在能量。

脊椎骨之間的連結元素

脊柱是設計完善的構造，可以平衡重力與肢體活動帶來的壓力和張力。它有24節脊椎骨，脊椎骨之間以椎間盤、小面關節和韌帶互相連結（見圖2.5藍色區域）。這個軟、硬組織交織排列的結構，呈現了被動與主動元素之間的差異：脊椎骨是被動、固定的元素（sthira），而椎間盤、小面關節（囊）和相鄰脊椎的韌帶網絡（見圖2.6），則是主動、可活動的元素（sukha），至於脊柱的內在平衡，則在於整合這些被動與主動元素。

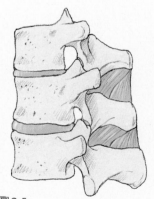

圖2.5
脊柱內部由軟、硬組織交織而成的區域。

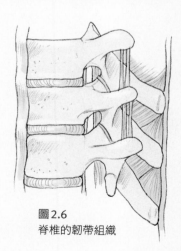

圖2.6
脊椎的韌帶組織

為了了解脊椎的整體結構，我們可以把它分成兩根柱子來看。在圖 2.7 的側視圖裡，脊柱前後兩部分大致可分為椎體與椎弓。

在功能上，脊椎顯然可以應付穩定性與可塑性的雙重需求。前半部的椎體負責處理重量負載及壓力，後半部的椎弓負責處理身體活動所產生的張力，而在兩根柱子軟硬組織之間的動態關係裡，也存在著「穩定」與「舒適」的平衡。椎體會把壓力傳送到椎間盤，椎間盤則藉由反作用力予以抵消；椎弓會把張力傳送到所有相連的韌帶（圖 2.8），讓韌帶藉由反作用力予以抵消。簡單來說，這些脊柱的結構元素共同編織出一支繁複的舞蹈，透過壓力與張力的平衡，達到保護中樞神經系統的目的。

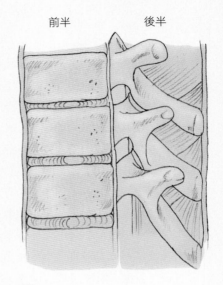

圖 2.7
從側面觀之，脊椎可分為前半部的椎體和椎間盤，以及後半部的椎弓和脊突。

椎間盤與韌帶

如果更進一步觀察，我們會發現穩定與舒適的和諧性也展現在椎間盤上：結實的環狀纖維緊緊包覆住柔軟的球狀髓核。在一個健康的椎間盤裡，髓核會被環狀纖維和脊椎骨完全包覆住（見圖 2.9），環狀纖維本身也會被前縱韌帶與後縱韌帶包覆住前半部與後半部，緊密連結在一起（見圖 2.8）。

受到緊密包覆的髓核，不管身體動作從哪個方向推動，都會隨時返回椎間盤中央。

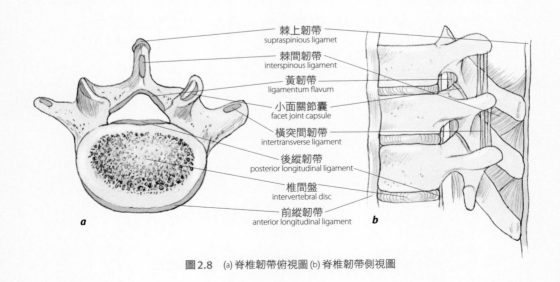

棘上韌帶
supraspinious ligamet

棘間韌帶
interspinous ligament

黃韌帶
ligamentum flavum

小面關節囊
facet joint capsule

橫突間韌帶
intertransverse ligament

後縱韌帶
posterior longitudinal ligament

椎間盤
intervertebral disc

前縱韌帶
anterior longitudinal ligament

a　　　　　*b*

圖 2.8　(a) 脊椎韌帶俯視圖 (b) 脊椎韌帶側視圖

脊椎骨構造

從頸椎頂端到腰椎末端，脊椎骨在脊椎上的位置不同，功能需求也就不同，因此脊椎骨在外形上會有明顯差異（圖2.10）。儘管如此，它們之間還是有共同的構造元素，就如圖2.11所示。

一般的負重動作和軸心轉動（扭轉）動作，都會產生以脊椎為主軸的對稱壓力。這股力量會把髓核擠向環狀纖維，環狀纖維則會回推抵消壓力（見圖2.12）。如果壓力變大，髓核並不會破裂，而是讓水分溢流到椎體的骨骼孔隙，等到脊椎上的重量移除之後，親水性的髓核又會把水分吸回來，讓椎間盤恢復原有的厚度。就是這個原因，所以我們早上起床時，身高都會比較高。

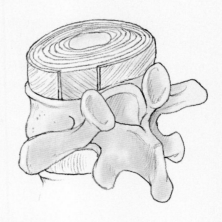

圖2.9
髓核緊密包裹在環狀纖維裡；環狀纖維則是由同軸環繞且呈斜角交錯排列的纖維（類似腹內斜肌和腹外斜肌的排列方式）所組成。

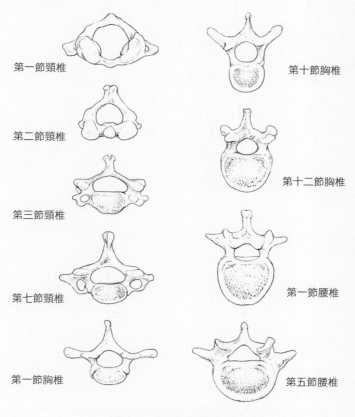

第一節頸椎

第十節胸椎

第二節頸椎

第十二節胸椎

第三節頸椎

第一節腰椎

第七節頸椎

第一節胸椎

第五節腰椎

圖2.10　脊椎骨的多變形狀

雖然屈曲、伸直和側彎動作都會對髓核構成不對稱壓力，但結果卻一樣：無論椎體在哪一點受到擠壓，髓核都會被推往相反的方向，再被環狀纖維反推回來，讓椎體返回中立位置（見圖2.13）。

輔助這個反推作用的是縱向韌帶，它沿整條脊椎分布，其中前縱韌帶是從薦骨前側一直連到頭顱後部底端的枕骨前側，並且緊密依附在每個椎間盤的前側表面。因此，當它在身體後仰過程中被拉長，便會試圖把椎體彈回中立位置；此外，椎間盤表面持續增加的張力，也會把髓核推回中立位置。當前彎動作導致後縱韌帶（從薦骨後側一直連到

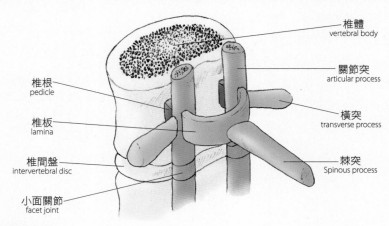

圖2.11　脊椎骨的基本構造

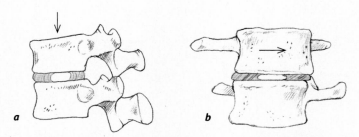

圖2.12
負荷重量（a）及扭轉力（b）會對髓核形成平均分布的對稱壓力，但髓核會在環狀纖維的反推之下恢復球形，解除脊椎骨壓力。

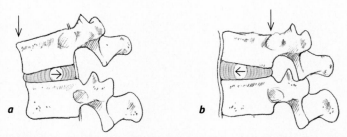

圖2.13
屈曲（a）和伸直（b）動作會對髓核構成不對稱壓力，但髓核會在環狀纖維的反推之下回到中心點，進而幫助脊椎返回中央位置。

枕骨後側）拉長，也會發生同樣情況。

任何對脊柱前側的椎間盤構成壓力的動作，勢必也對脊柱後側的韌帶構成張力，而韌帶試圖脫離伸展狀態的反彈作用，也額外提供了讓脊椎返回中立位置的內在平衡力量。

值得注意的是，這些活動都發生在和循環系統、肌肉系統與自主神經系統無關的組織裡，換句話說，它們並不會消耗到這些系統的能量。

脊椎動作類型

一般認為，脊椎動作可分為屈曲、伸直、軸心轉動（扭轉）與側彎四種類型，而這些動作或多或少都會自主性地發生在日常生活中，例如彎下腰來綁鞋帶（屈曲）、從高的架子上拿東西（伸展）、把袋子從車子後座拿到前面（軸心轉動），或者把手臂伸進外套袖子裡（側彎）。當然，瑜伽也有以這些動作為主的體位法練習。

如果進一步檢視這四種類型的本質，就會發現還有所謂「縱向伸直」的第五種可能，但這種動作並不會自主性地發生在日常動作中，我們必須學會刻意讓它發生，因為它有點不自然。

屈曲及伸展、原發性弧度及繼發性弧度、吸氣與呼氣

脊椎最基本的動作就是強調原發性弧度的動作：屈曲。如同先前討論過的，原發性弧度主要出現於胸椎，但這種後凸線條同樣也明顯存在於薦骨上。在瑜伽體位法裡，最能完整體現脊椎弧度的是嬰兒式（見圖2.14），而這並非偶然，因為它重現了胎兒在子宮裡的原發性弧

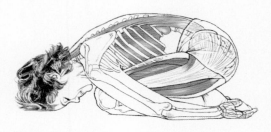

圖2.14
嬰兒式體位，複製了胎兒在子宮裡的原發性弧度。

度。從某個角度來看，身體所有後凸的弧度都可視為原發性弧度。要認識原發性弧度，有一個簡單的方法：在攤屍式（見圖2.15及2.16）中，身體所有接觸地面的地方就是原發性弧度的部位：後腦勺、上背部、薦骨、大腿後側、小腿和足跟。由此我們可以知道，繼發性弧度就存在於這個姿勢中所有未與地面接觸的身體部位：頸椎與腰椎、膝蓋後側及跟腱。

基於這個觀點，脊椎屈曲便可定義為增加脊椎原發性弧度、減少繼發性弧度；相反的，脊椎伸直可以定義為增加繼發性弧度、減少原發性弧度。

值得注意的是，只要牽涉到身體動作，原發性弧度和繼發性弧度之間就是反向的關係：我們增加或減少其中一種弧度，另一種弧度就越會去做相反的事，例如說，增加胸椎後凸弧度，就會自動減少頸椎與腰脽前凸弧度。

在瑜伽訓練裡，探索原發性弧度及繼發性弧度反向關係最典型的一個姿勢就是貓／牛式（見圖2.17）。

由於雙臂及雙腿支撐著脊椎的兩端，因此脊椎的弧度可以往兩個方向自由活動，產生屈曲和伸直的形狀變化。雖然瑜伽老師在教導這個動作時，常常會告訴學生在吐氣時脊椎屈曲，吸氣時脊椎伸展，但更正確的說法應該是**脊椎屈曲即是呼氣，脊椎伸直即是吸氣**。再按照呼吸的定義來看，脊椎的形狀變化跟呼吸的形狀變化其實是同一件事（見第6頁圖1.6）。

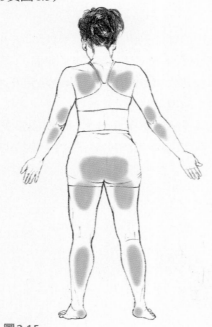

圖2.15
攤屍式體位，
身體的原發性弧度會接觸到地面。

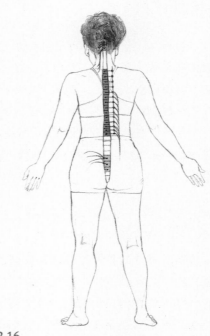

圖2.16
這張圖是由身體下方仰視攤屍式，我們可以看到自主神經系統如何從脊椎伸出：交感神經系統位於胸椎，副交感神經系統位於頸椎及薦骨部位。

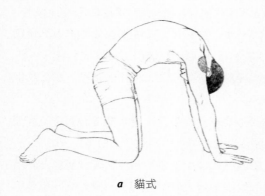

a 貓式

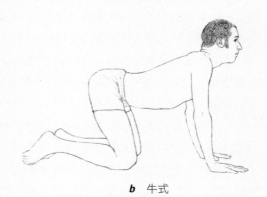

b 牛式

圖2.17　練習貓／牛式能夠同時加強原發性弧度及繼發性弧度。

從舒適的坐姿開始，試著把胸部向前凹，逐漸增加胸椎後凸弧度，注意我們的頸部和下背部在這個動作中是如何被拉直的。現在，做同樣的動作，但改由從頭開始。如果把頭向前低，我們會發現胸部和下背部也會受到帶動；而若改用下背部進行這個動作，也會出現同樣的結果。或許我們還會注意到，這些脊椎屈曲動作會自然帶動呼氣。

現在往相反的方向練習，試著抬高胸部，減少胸椎後凸，注意我們的頸部和下背部在這個動作中是如何增加曲度的。如果我們改由從頭或下背部開始，也會得到同樣的結果。是否同樣注意到這些脊椎伸直動作會自然帶動吸氣？

從空間與脊椎的觀點看前彎及後仰

脊椎伸直不一定等於後仰，脊椎屈曲也不一定等於身體前彎，為了避免混淆，我們必須區分清楚。屈曲與伸直是以脊椎各個曲線彼此之間的關係來定義，前彎與後仰則是指身體在空間中的動作，這兩種名詞不能互換。請想像下面這兩個對照的例子，看看不同的身體型態在伸手拿取高處物品時會出現什麼狀況，就可以理解這兩種名詞的差異。

一個久坐不動、筋骨僵硬的辦公室員工，即便他髖關節伸直、手臂向上伸直，試圖做出站立後仰姿勢，他彎腰駝背的體態並不會因此改變，他的脊椎在身體往後仰時，依然處於屈曲狀態。

一位身體柔軟的舞者，不論是在拿取高處物品時大幅度伸直脊椎，或是屈曲髖關節讓身體前彎時，脊椎仍是伸直的。因此她的脊椎在身體往前彎時，依然處於伸直狀態。若能深入觀察這些動作，就能夠區別出脊椎弧度的變化以及身體空間動作的差異。

圖 2.18 呈現的是更具整合性的站立後仰姿勢。在這裡，繼發性弧度受到控制，骨盆則始終穩定維持在雙腳正上方，結果是，身體大幅減少空間中的後仰動作，但更強調胸椎的伸直（減少原發性弧度）。雖然這動作幅度不大，但它卻為胸部和肋骨構造提供了更安全、有效的伸展，比起舞者或辦公室員工的動作，對呼吸的干擾也較少。

從空間與脊椎看側彎及轉身動作

在檢視側彎及扭轉動作的相關瑜伽姿勢時，也要釐清它們在空間動作和脊椎關係上的不同。三角式又常被稱為側向伸展姿，事實上，它的確會拉長沿身體側面延伸的結締組織（見圖 2.19）。

然而，身體側線也有可能在脊椎並未明顯側彎的情況下被拉長，所以我們還是需要界定「側彎」一詞究竟代表什麼。

在三角式練習裡，要側向伸展就必須先大幅度打開雙腳，脊椎打直，從骨盆開始做

出側彎動作。這讓三角式變得更像是在拉開髖關節。

　　如果要讓脊椎加強側向屈曲，可以縮小雙腳張開的幅度，以增加骨盆和大腿之間的穩定度，再讓脊椎側向屈曲。

　　回到三角式的例子，如果觀察圖 2.20 的反轉三角式，我們可以把相同的觀點運用到脊椎的扭轉動作上：這個姿勢中，腰椎幾乎完全無法進行軸心轉動（只能轉 5 度角），所以這意味著腰椎必須跟著薦椎的動作方向一起移動，也就是說，為了轉動下背部的脊椎骨，骨盆必須往同一個方向轉動。

　　如果髖關節受到限制，腰椎的動作方向和胸廓及肩帶轉動的方向是相反的。這種情況之下，大部分的扭轉動作都是來自薦骨上方數個能先轉動的關節，包括第十一和第十二節胸椎（T11-T12）以及其上方數個屬於胸椎下半段的關節。除此之外，肩帶沿著胸廓轉動，也會讓人以為脊椎轉動幅度比實際上還要大。因此，身體確實可以在空間中轉動，但我們需要進一步觀察，才能分辨這個扭轉動作究竟來自何處。

　　如果骨盆可以在髖關節上自由轉動，那麼這個姿勢對整條脊椎施予的扭轉力會更為平均（而不是讓 T11 及 T12 負荷過重），當骨盆和薦骨轉動時，腰椎也跟著參與整個動作；當頸部和肩膀可以自由活動，胸廓、上背部和頸部也會隨著呼吸而張開。

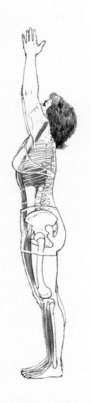

圖 2.18　整合性的站立後仰式

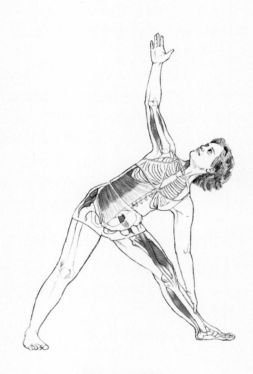

圖 2.19　三角式

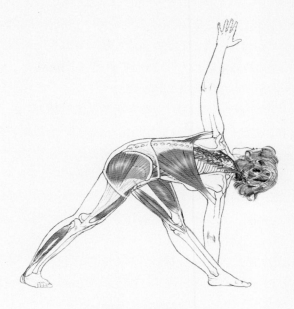

圖2.20　反轉三角式

縱向伸直、鎖印及大身印

　　縱向伸直是第五種脊椎活動，它可以定義為同時減少脊椎原發性弧度和繼發性弧度（見圖2.21）。換句話說，就是同時減少頸椎弧度、胸椎弧度和腰椎弧度，而結果就是增加脊椎整體長度。

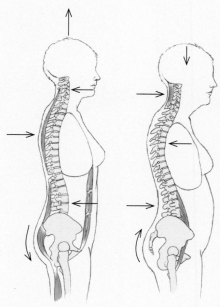

圖2.21
縱向伸直會同時減少原發性弧度和繼發性弧度，而這會延展脊柱，使之超越中立狀態的長度。

原發性弧度和繼發性弧度之間存在著反向關係，也就是屈曲與伸直這兩種「自然」動作所表現出來的關係。因此，如果從縱向伸直會同時減少三種弧度進而避開這層反向關係的觀點來看，縱向伸直就屬於「不自然」的動作。換句話說，縱向伸直無法全然自然發生，它需要有意識的努力及訓練才能辦到。

此外，縱向伸直動作會改變「鎖印」這種呼吸構造的狀態，使得三大隔膜（骨盆隔膜、橫隔膜和聲帶）及其周遭肌肉組織變得更加穩定（*sthira*），而這會使得胸腔與腹腔改變形狀的能力在縱向伸直的情況下受到更多限制。整體來說，這會減少呼吸量，但增加呼吸長度。

在瑜伽的說法裡，這種脊椎與呼吸狀態就是所謂的大身印（*mahamudra*），而且它永遠跟縱向伸直與鎖印相關。大身印可以透過許多姿勢進行，包括坐姿、站姿、仰臥姿勢及手臂支撐姿勢。

坐姿的大身印（見圖2.22），是在縱向伸直上施加扭轉力。一般認為如果能在正確執行三大鎖印的情況下完成這項練習，將是一項至高無上的成就，因為它完整結合了體位法與呼吸法。

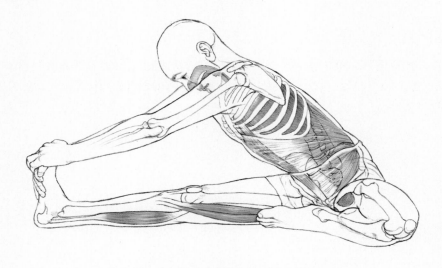

圖2.22　大身印結合了縱向伸直與扭轉動作

第3章
認識體位法

要介紹哪些跟瑜伽相關的解剖學細節，可不容易決定。瑜伽跟重量訓練和伸展操不同，它強調的是全身性的體位法練習，而非注重特定肌肉的訓練。在瑜伽裡，沒有任何一種元素是完全被動的[1]。

為了遵循先前討論過的瑜伽原理，我在挑選相關資訊時，都盡量顧及主動被動兩面的準則。我試著以生動的方式，有系統地按照每種體位特有的需求去介紹它們，但頁面編排和內容的格式會維持某種程度的一致性。

由於瑜伽訓練基本上是一種個人體驗，因此本書所提供的資訊，主要是用來啟發個人去探索自己的身體。或許你在讀過這些內容後，會更深刻了解瑜伽練習中所體驗到的部分，另一方面，或許也會對某些解剖學細節感興趣，進而研究起其中某個動作。無論如何，如果你在探索身體的過程中得到任何幫助，這本書就達成它的目的了。

起始動作和支撐基礎

本書介紹的體位法是按照起始動作來安排的。身體的每個特殊姿勢，都必須從一般姿勢開始，而下列這五種「一般姿勢」都是起始動作。任何體位法都是從其中一種做起：

站姿——靠腳底支撐（第33頁）
坐姿——靠骨盆底部支撐（第79頁）
跪姿——靠膝蓋、脛骨和腳背支撐（第119頁）
仰臥姿——靠身體後側表面支撐（第135頁）
俯臥姿——靠身體前側表面支撐（第163頁）

每一章的體位法介紹，至少會包括一個前彎動作、一個後仰動作、一個扭轉動作、一個側彎動作和一個縱向伸直動作。這些挑選出來的動作，絕大多數都是傳統瑜伽裡最常教授的姿勢。

跟起始動作相關的還有支撐基礎。支撐基礎指的是跟地面接觸、把重量傳到地面，並使得部分支撐力能傳遞到身體。從解剖學來看，經由演化來適應這項需求的，只有支撐著腿部及骨盆的雙腳了。大部分的瑜伽系統，都以簡單的站姿作為體位法的起始動作，

1　即使是需要所有骨骼肌完全放鬆的攤屍式，也包含了主動元素：修習者必須把專注力放在呼吸和放鬆，否則就只是小睡而已。

原因或許在此。從站立裡所學到的東西，都可以運用在其他支撐基礎上。

跟雙腳與雙腿最相近的身體結構，就是雙手和雙臂了。在手臂支撐姿勢中，就是把手臂當成支撐基礎，這在第九章會有更詳盡的說明。

各體位法都會提供的資訊

除了偶爾有所更動，每個體位法都會有以下介紹：

- **名稱**：每個體位法都會以中文、英文、梵文三種方式呈現。為了清楚解釋名稱的含義，有時還會加上一些文字來敘述。

- **類型及難度**：每個體位都會依照支撐基礎、脊椎動作和困難度來分類。

- **關鍵部位**：每個體位法至少會凸顯出三個關鍵部位，而且有可能是該體位特別強調的解剖學元素。這些關鍵部位有可能是較不明顯的身體部位，但提供的練習動作，會比你平常察覺到的還要深層。另外，有時還會加上特定的文字敘述，探討一些有趣細節，可以輕易運用於其他體位。

- **重點關節及四肢動作**：所有相關的關節和四肢，都會依活動類型分類，例如屈曲、伸直、內收、外展、轉動等等。

- **施力及伸展部位**：無論練習哪種體位法，最容易察覺到的是骨骼肌的施力及伸展。很多時候，肌肉必須同時進行施力和伸展才能完成某個姿勢，因此在每個體位法中，我們會敘述並分析這方面的要點，其中包括重點肌肉。

- **障礙及提醒**：從某個角度來看，瑜伽是一種揭露並且清除人體系統障礙的練習，而體位法則是面對這些障礙的方法。這裡會提出每個體位法最常見的障礙，以及克服它們的一些實用建議。

- **呼吸**：呼吸是體腔形狀的改變。每個瑜伽姿勢都會對呼吸機制造成特定挑戰，因此在大部分章節裡，我們都會提點跟這些潛在呼吸模式相關的事項，並提出運用呼吸以獲取最大效益的實用建議。

- **注意事項**：某些姿勢會對特定身體部位或特定人士造成潛在傷害，因此我們會適時加以提醒。

- **變化式**：以圖示解說某些體位法的重要變化。

- **特別提醒**：有些提醒事項較難歸類，例如跟該體位法相關的術語、歷史、神話故事或其他來龍去脈的資訊，就會放在這裡。

肌肉收縮型態

在各章中都會有「施力及伸展」的小節，其中四種肌肉收縮型態分別是指：

向心收縮：肌肉在收縮過程中，肌肉長度減短。

離心收縮：肌肉在收縮過程中，肌肉長度增長。

等長收縮：肌肉在對抗阻力的收縮過程中，長度維持不變，而且目的是不要有位移。

等張收縮：肌肉在對抗阻力的收縮過程中，張力維持不變，而且目的是要有位移。

這裡可能會引發一個問題，而且不難理解：「既然各種體位都是靜態的，乾脆讓所有肌肉都做等長收縮不就好了？」[2]簡單來說，這些文字是在敘述我們如何從起始動作進入某個體位，而不是如何靜止在某個體位裡。換句話說，體位法應該視為一種**過程**，而不是最終狀態。

體位法的圖解最常用該動作的終止畫面來呈現，但即使你停留在某個姿勢上一段時間，書中還是會把那些從起始動作（站姿、坐姿、跪姿等）進行到這個地步的肌肉動作，都呈現出來。不僅如此，你的呼吸構造也從未停止活動。從時間的軸線來看，我們在瑜伽體位裡經歷到的是一連串的動作與呼吸，並且可以在時間軸中無盡地往前後延伸[3]。只要處於這種時空架構，我們就永遠不會是靜止的，而我們也能盡情發揮並獲得全部的動作潛能。

2　「每個身體動作都嵌在一連串永無止境的事件裡。從這些事件中，我們只能分辨出上一個步驟，偶爾才會包括那些緊接著出現的步驟。」（Laban 1966, p.54）關於等長收縮和「穩定等張收縮」（stablilizing isotonic）之間的差異，請見 Adler, Beckers, and Buck, 2003。

3　這個概念在馮內果所寫的《第五號屠宰場》一書裡，有段令人難忘的文字敘述。本書描寫一群住在四維空間的外星人「特拉法馬鐸」，當他們看著一個人，他們看到的是一條很長很長、擁有四維空間的毛毛蟲，而且這隻毛毛蟲一端是新生的腳，另一端是萎縮中的老腳；人類由於缺乏四維空間的洞察力，因此只能看到毛毛蟲在三維空間的剖面。

關於插圖

　　為了畫出本書介紹的各個體位，我們請模特兒做出特定姿勢再分次拍攝。有些照片的拍攝角度相當特殊，例如從大片塑膠玻璃下方往上拍攝，或者爬上梯子往下拍攝。

　　這些照片是要供繪圖者參考，她會根據不同的姿勢擺放骨骼標本，然後徒手繪製出骨骼。經過一番修正之後，她再利用電腦軟體添補肌肉和其他身體組織，然後經過幾番修正調校，才做出最終的圖像。

　　圖像完成之後，最後才加上身體構造的名稱以及各種箭頭及指標。

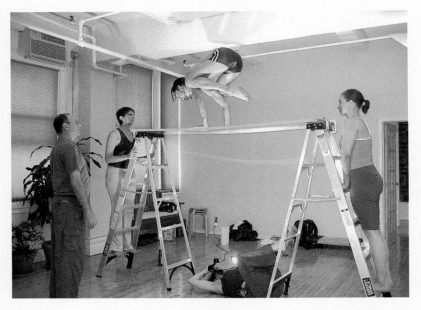

這是《瑜伽解剖書》在紐約市呼吸計畫中心的拍攝場景：作者（最左邊）以專案攝影師的身分在旁監督；本書英文版封面設計者從塑膠玻璃下方拍攝模特兒的鶴式；穩住梯子的是另外兩位模特兒。該場景中所拍攝出的照片，最後繪製成第186頁的作品。

第4章

站姿

　　當我們站立時，唯一支撐體重的身體構造就是足部。這個部位經過特殊演化，使人類可以維持獨特的站姿。足部的構造與肌肉組織，能夠協調並抵消反作用力，展現了自然界無比的能力。

　　然而，這個奇妙的構造顯然並未受到完善利用，因為人類在文明世界裡穿著硬邦邦的鞋子，地面也是人工鋪平的。值得慶幸的是，瑜伽是打赤腳進行的運動，而且相當著重在訓練足部與下肢肌肉的強度和柔軟度。

　　在瑜伽練習中，有些初階課程會集中在簡單的站立動作上，這也是我們從大約一歲開始就一直在做的事。如果我們能感覺到自己的重量落在腳與地面接觸的三個支撐點上（見36頁），就會感覺地面也藉由這三個足弓以及控制足弓的肌肉動作，把力量回傳到我們身上。

　　站姿的重心位置是所有起始動作中最高的。當我們努力維持重心穩定，站姿在定義上就是滋養生命、增強力量的 *brahmana*（見16頁）。放鬆與支撐、施與受、吸氣與呼氣，這些概念與其他更多的元素都包含在巴坦加里（*Patanjali*）闡述的「*sthira sukham asanam*」[1]這句經文中。

　　我們從站姿所學到的基礎，可以啟發我們練習所有其他的體位法。

1　出自《巴坦加里的瑜伽經》（*Patanjali's Yoga Sutra*）第二章第一節。瑜伽宗師德西卡查（T.K.V. Desikachar）的翻譯做了很好的總結，他把 *sthria* 定義成「警覺但不緊張」，把 *sukham* 定義成「放鬆但不昏沉」。

山式

英文名：Mountain Pose

梵文名：*Tadasana*（讀音：他達撒那）

tada ＝山

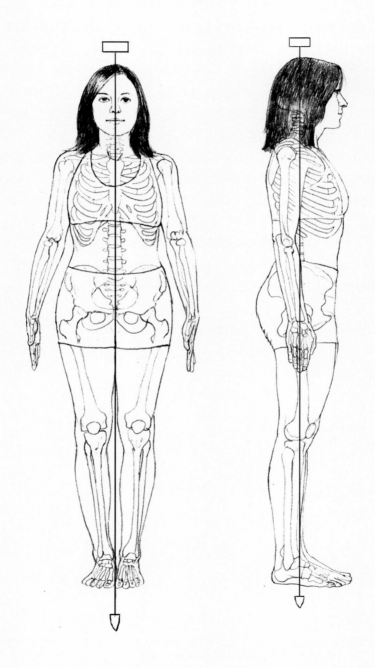

這個體位法的名稱會讓人聯想到穩定、根深柢固的基礎支撐，以及「頂天立地」般的形象。

類型及難度

簡易站姿。

關鍵部位

足部內在肌群和外在肌群、股四頭肌、髂腰肌、梨狀肌、腹壁、橫隔膜。

重點關節及四肢動作

腰椎弧度、胸椎弧度和頸椎弧度呈現輕微的縱向伸直。

踝關節、髖關節、肩關節和腕關節位於屈曲與伸直之間的中立狀態。

膝關節伸直（但不要向後頂），肘關節伸直，前臂內轉。

足弓拱起，並同時將骨盆底肌群、下腹部、胸廓、頸椎和頭頂向上提起。

肩胛骨放鬆由胸廓支撐，尾椎也向下放鬆，腳底與地面接觸的三個點平貼地面。

注意事項

所有耐用的建築物都必須有穩固的基礎，或許就是如此，許多瑜伽傳統都以山式作為體位法練習的起點。有趣的是，這個姿勢幾乎跟「解剖學姿勢」一模一樣，是研究人體解剖學和動作時必須最先了解的姿勢，兩者唯一的差別主要在於山式的掌心是朝向大腿，而不是朝向前方。

這個姿勢也是人類特有的，因為人類是地球上唯一真正的兩足哺乳動物。而且由於擁有

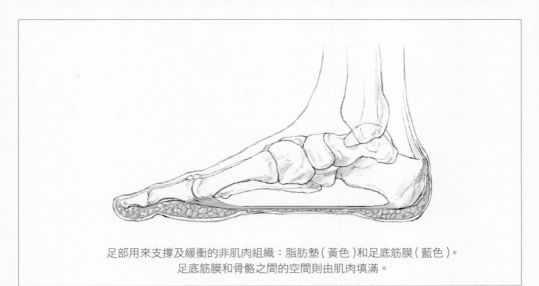

足部用來支撐及緩衝的非肌肉組織：脂肪墊（黃色）和足底筋膜（藍色）。
足底筋膜和骨骼之間的空間則由肌肉填滿。

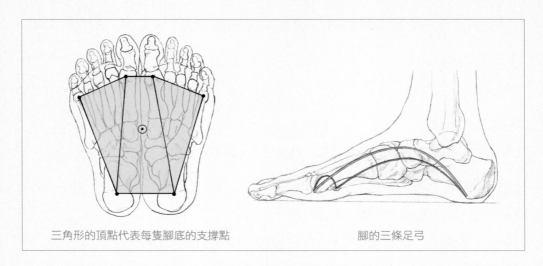

三角形的頂點代表每隻腳底的支撐點   腳的三條足弓

最小的支撐基礎、最高的重心和最重的大腦（按照比例來看），人類也是最難維持平衡的生物。

雙腳是山式的支撐基礎，由此我們可以清楚看到，人體系統中放鬆與支撐這兩股被動與主動的力量是如何運作的。足部的基本結構可以用一個三角形來表示，三個頂點是腳底接觸地面的三個部分：跟骨粗隆、第一蹠骨底部和第五蹠骨底部。把三個頂點連結起來的線則代表足弓，也就是提供支撐力的三條拱形弧線：內側縱向足弓、外側縱向足弓和橫向足弓。

從下方透視腳底，可看出雙腳的兩個三角形併在一起，這就是山式支撐基礎的大小和形狀。在做這個姿勢時，穿越身體重心的那條鉛垂線應該也要落在這個支撐基礎的中央點。

足部的四層肌群（見第37頁最上圖）會結合起來，讓28根足部骨骼可以向上抬起、維持平衡和產生位移，而這也讓足部演化成一種適應力絕佳的構造，可以讓我們輕鬆走過高低不平的路面。

人的雙腳在沒有馬路或人行道的世界裡已經演化了數百萬年，而在現代的世界中，許多凹凸不平的地面都被剷平並且鋪上路面，使得雙腳變得無用武之地。一旦人類行走時不再需要足部的絕佳適應力，支撐足弓的深層肌肉勢必會弱化，最後只剩表層非收縮性的足底筋膜可支撐足部，而這經常會引發足底筋膜炎和足跟骨刺。

通常在練習站姿時，尤其是山式，就是重建足部活力、強度和適應力的最佳方式。一旦基礎穩固了，要打造身體這間房子的其他部位就會變得容易許多。

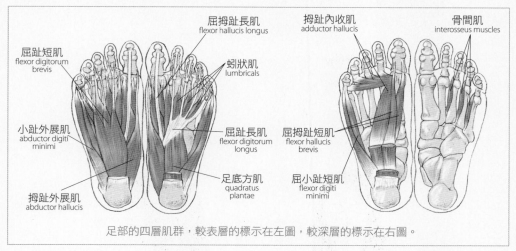

足部的四層肌群，較表層的標示在左圖，較深層的標示在右圖。

屈趾短肌
flexor digitorum brevis

屈拇趾長肌
flexor hallucis longus

蚓狀肌
lumbricals

拇趾內收肌
adductor hallucis

骨間肌
interosseus muscles

小趾外展肌
abductor digiti minimi

屈趾長肌
flexor digitorum longus

屈拇趾短肌
flexor hallucis brevis

拇趾外展肌
abductor hallucis

足底方肌
quadratus plantae

屈小趾短肌
flexor digiti minimi

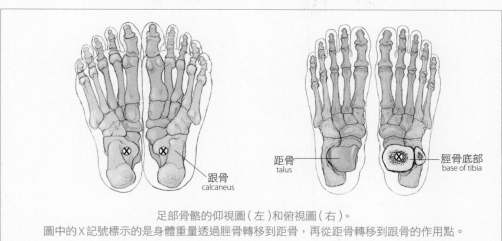

跟骨
calcaneus

距骨
talus

脛骨底部
base of tibia

足部骨骼的仰視圖（左）和俯視圖（右）。
圖中的X記號標示的是身體重量透過脛骨轉移到距骨，再從距骨轉移到跟骨的作用點。

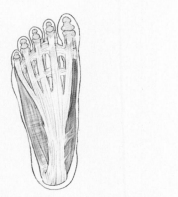

足底筋膜──最表層的足部支撐結構。
當支撐足弓的肌肉弱化，足底筋膜承受的壓力就會變大，導致足底筋膜炎或足跟骨刺。

變化式：站立祈禱式

英文名：Equal Standing（Prayer Pose）

梵文名：*Samasthiti*

sama=相同、相等；*sthiti*=建立、站立

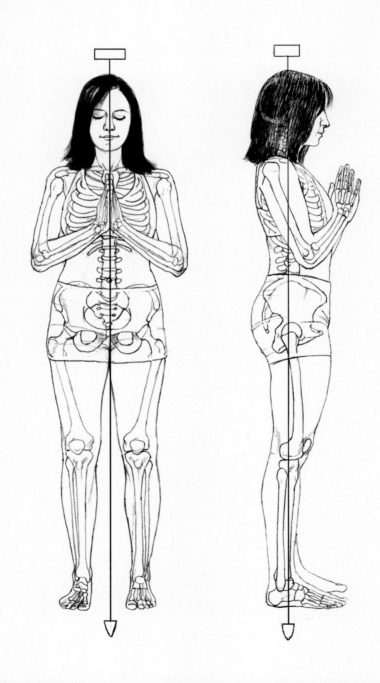

站立祈禱式的支撐基礎比山式還要寬大、穩固，因為在這個姿勢裡，腳跟並不是併攏的，而是跟坐骨呈一直線，因此在這個基礎之下進行的所有站姿，支撐基礎自然比山式還要穩固。這個姿勢通常會出現在有一連串動作的串連瑜伽體位法（強調呼吸協調的動作）中，而非正位式體位法（強調維持靜止的姿勢）。

此外，在進行站立祈禱式時，頭部要稍微低垂，雙手合掌，這是拜日式最典型的起始動作。很多哈達瑜伽系統都把這個祈禱般的串連瑜伽體位法，當成暖身或者串聯其他體位法的姿勢。

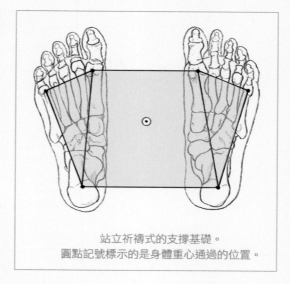

站立祈禱式的支撐基礎。
圓點記號標示的是身體重心通過的位置。

術語補充事項

在印度瑜伽宗師裘伊斯（Sri K. Pattabhi Jois）所創立的阿斯坦加瑜伽（Ashtanga）裡，*samasthiti* 的意思就跟前面提到的山式一樣。在瑜伽宗師奎師那瑪查瑞（Sri T. Krishnamachary）及其子德西卡查所創立的瑜伽教授傳統裡，*tadasana* 指的是雙臂高舉並以腳掌前端維持平衡的站姿。

注意事項

頭痛、失眠和低血壓患者，在進行較長時間的站姿時要多加留意。

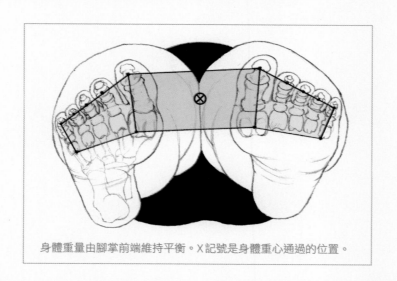

身體重量由腳掌前端維持平衡。X記號是身體重心通過的位置。

幻椅式

英文名：Chair Pose

梵文名：*Utkatasana*（讀音：烏特卡他撒那）

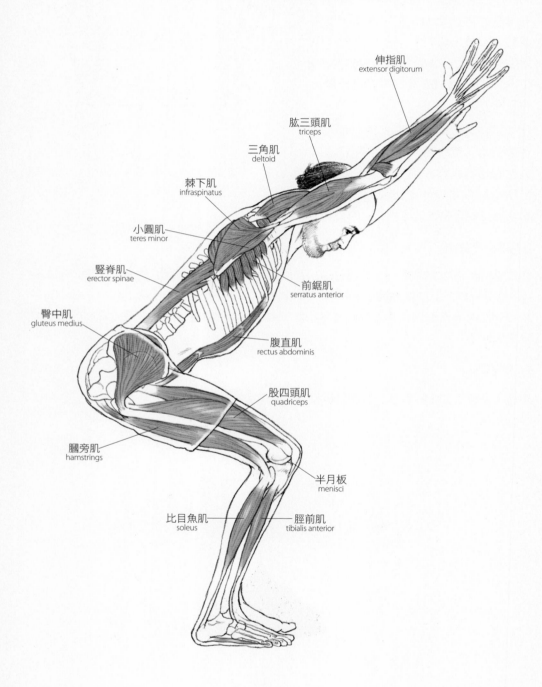

伸指肌
extensor digitorum

肱三頭肌
triceps

三角肌
deltoid

棘下肌
infraspinatus

小圓肌
teres minor

豎脊肌
erector spinae

臀中肌
gluteus medius

前鋸肌
serratus anterior

腹直肌
rectus abdominis

股四頭肌
quadriceps

膕旁肌
hamstrings

半月板
menisci

比目魚肌
soleus

脛前肌
tibialis anterior

類型及難度

初階站姿，縱向伸直。

關鍵部位

肩帶、脊椎、股四頭肌及膕旁肌（這幾處要維持平衡）、膝蓋（內收肌群和內轉肌群）。為了保護膝蓋，髖關節屈曲時要盡量避免外轉。

重點關節動作

肩關節屈曲、肘關節伸直、前臂旋後、脊椎縱向伸直、髖關節及膝關節屈曲、踝關節背屈（向足背屈曲）。

施力部位

脊椎：橫突間肌、棘間肌、橫突棘肌群、豎脊肌、腰小肌。

肩膀及手臂：斜方肌上部、前鋸肌、棘上肌、中段三角肌、肱二頭肌長頭、肱三頭肌、旋後肌、伸指肌、腹肌（維持縱向伸直並支撐下脊椎）。

腿：臀中肌和臀小肌、內收肌、股四頭肌離心收縮（由膕旁肌負責調節和平衡）、脛前肌、比目魚肌離心收縮、足部內在肌群。

伸展部位

闊背肌、菱形肌、臀大肌、比目魚肌。

呼吸

在維持縱向伸直（把呼吸時的體腔形狀變化縮到最小）時，會使用全身最大塊、耗氧量最多的肌肉。要進行這個動作得先提升體力及呼吸效率，否則，身體對氧氣的需求會讓呼吸變得十分吃力，無法繼續維持縱向伸直。

障礙

闊背肌緊繃、股四頭肌力量不足、膝蓋偏斜、腰椎弧度過大（受腰小肌和腹肌影響）、髖關節過度屈曲（膕旁肌會抵抗股四頭肌肌力，使其無法增加坐骨與膝關節後側的間距）。

注意事項

在這個姿勢裡，由於膝蓋局部屈曲，因此很容易受傷，尤其是半月板（如果膝蓋過度轉動）。

本式的主要阻力應該來自重力，而不是主動肌與拮抗肌收縮所產生的阻力。初學者在練習這個體位法時，往往會感覺身體變得很重。

站立前彎式

英文名：Standing Forward Bend

梵文名：*Uttanasana*（讀音：烏騰阿撒那）

ut ＝強烈的；*tan* ＝伸展

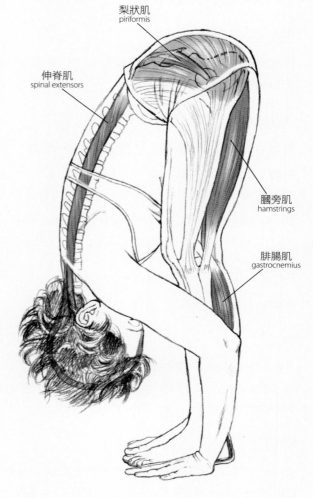

梨狀肌
piriformis

伸脊肌
spinal extensors

膕旁肌
hamstrings

腓腸肌
gastrocnemius

類型及難度

簡易站姿，前彎。

關鍵部位

髖關節、腿、脊椎。

重點關節及四肢動作

髖關節屈曲、膝關節伸直、脊椎微彎（膕旁肌越緊繃，脊椎屈曲的程度就越大）。

施力部位

上半身：隨重力前彎。

下半身：股內廣肌、股中廣肌、股外廣肌（伸膝肌）；膝關節肌（將膝關節囊往上提）；腳和足踝（為了維持平衡）。

伸展部位

脊椎肌肉、膕旁肌、臀中肌及臀小肌後側的肌纖維、臀大肌、梨狀肌、內收大肌、比目魚肌、腓腸肌。

呼吸

髖關節深度屈曲時會壓迫到腹部。在重力牽引之下，橫隔膜會往頭部方向移動，因此胸廓背側需要更多的活動，讓呼吸運動可以順利進行。

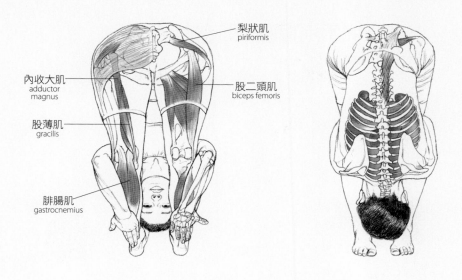

梨狀肌
piriformis

內收大肌
adductor
magnus

股二頭肌
biceps femoris

股薄肌
gracilis

腓腸肌
gastrocnemius

障礙

膕旁肌、脊椎肌肉和臀部肌肉無法放鬆。

注意事項

背部受傷及骨質疏鬆症患者，在進行深度
前彎時應採取謹慎、漸進的方式。

有高血壓的人應以漸進的方式練習，並且
只有在呼吸不感到窘迫時才能維持在這
個姿勢不動。有低血壓的人在起身時應把
動作放慢，以免頭暈。

提醒

練習本式時，應該讓重力牽引身體。有些
人在腿部後側感到緊繃時，會刻意將上半
身往下壓，導致股直肌和腰肌出現緊繃和
擠迫，此時最好把膝蓋放鬆，留給髖關節
一些空間去放鬆脊椎，唯有這樣，藉腿部
伸直，整個背部線條才會均勻伸展開來。

如欲了解本式其他的解剖細節以及坐姿
版本，請參閱第82頁的坐立前彎式。

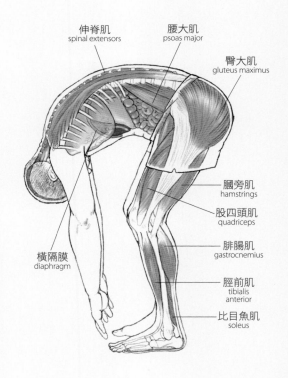

伸脊肌
spinal extensors

腰大肌
psoas major

臀大肌
gluteus maximus

膕旁肌
hamstrings

股四頭肌
quadriceps

腓腸肌
gastrocnemius

脛前肌
tibialis
anterior

比目魚肌
soleus

橫隔膜
diaphragm

如果感覺膕旁肌很緊繃，
可以稍微屈曲膝蓋，讓脊椎放鬆。

手抓腳趾單腿站立式

英文名：Extended Hand-Toe Pose or Standing Big Toe Hold

梵文名：*Utthita Hasta Padangusthasana*（讀音：烏提他－哈斯他－帕丹古許他撒那）

utthita＝伸展的；*hasta*＝手；*pada*＝足；*angusta*＝大腳趾

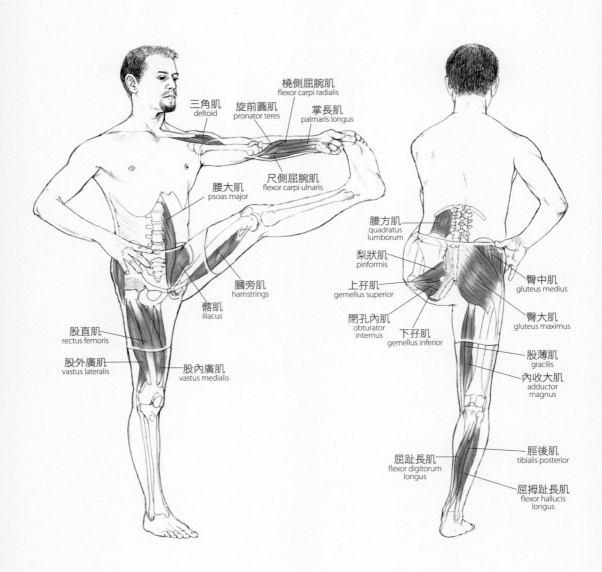

三角肌
deltoid

橈側屈腕肌
flexor carpi radialis

旋前圓肌
pronator teres

掌長肌
palmaris longus

尺側屈腕肌
flexor carpi ulnaris

腰大肌
psoas major

膕旁肌
hamstrings

髂肌
iliacus

股直肌
rectus femoris

股外廣肌
vastus lateralis

股內廣肌
vastus medialis

腰方肌
quadratus lumborum

梨狀肌
piriformis

上孖肌
gemellus superior

閉孔內肌
obturator internus

下孖肌
gemellus inferior

臀中肌
gluteus medius

臀大肌
gluteus maximus

股薄肌
gracilis

內收大肌
adductor magnus

脛後肌
tibialis posterior

屈趾長肌
flexor digitorum longus

屈拇趾長肌
flexor hallucis longus

類型及難度

中階不對稱平衡站姿。

重點關節動作

脊椎中立、骨盆維持水平、肩關節屈曲、肘關節伸直、手指屈曲。

站立腿：髖關節中立伸直、膝關節伸直（但非完全鎖死）；上抬腿：髖關節屈曲、膝關節伸直。

施力部位

站立腿、脊椎和骨盆：站立腿的股四頭肌與膕旁肌；伸脊肌，避免脊椎屈曲而擠壓到骨盆；外展肌及外轉肌離心收縮，使骨盆維持水平；腹外斜肌與腹內斜肌；背部的旋轉肌（斜肌及橫突棘肌），以反制手臂抓握腳趾所產生的轉動力。

上抬腿：肩膀和手臂的屈肌，抓握足部的大拇趾並使髖關節屈曲；腰大肌與髂肌；股直肌、恥骨肌、內收短肌、內收長肌（幫助髖關節屈曲）。

伸展部位

上抬腿：膕旁肌、腓腸肌、比目魚肌、臀大肌。

障礙

上抬腿會使膕旁肌或臀大肌緊繃，導致脊椎屈曲以及站立腿的髖關節伸直或膝關節屈曲，因此最好讓上抬腿的膝蓋微彎，維持脊椎中立狀態的弧度和站立腿的髖關節維持中立伸直，並且使站立腿的膝關節維持伸直（但不要向後頂）。

注意事項

站立腿的外展肌力量不足，會使得上抬腿那一側的骨盆往上提，腰方肌用力過度。

髖關節屈肌（腰大肌、髂肌和股直肌）的肌力不足，也會導致腰方肌用力過度和骨盆往上提。

呼吸

在維持這個平衡姿勢時，腹肌的穩定動作會結合手臂的支撐動作，減少整體的呼吸量。如果肌肉過於緊繃，呼吸量就不足以應付體力上的需求，但增加呼吸量又往往會犧牲身體的平穩度。

樹式

英文名：Tree Pose

梵文名：*Vrksasana*（讀音：弗克撒撒那）

vrksa ＝樹

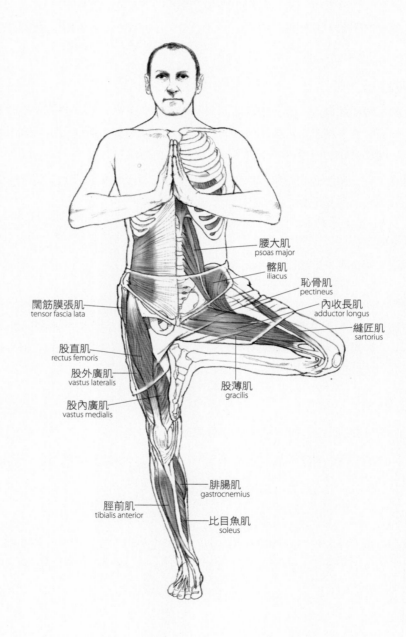

腰大肌
psoas major

髂肌
iliacus

恥骨肌
pectineus

內收長肌
adductor longus

縫匠肌
sartorius

闊筋膜張肌
tensor fascia lata

股直肌
rectus femoris

股外廣肌
vastus lateralis

股內廣肌
vastus medialis

股薄肌
gracilis

腓腸肌
gastrocnemius

脛前肌
tibialis anterior

比目魚肌
soleus

類型及難度

初階不對稱平衡站姿。

關鍵部位

站立腿的下肢、足部、足弓、外展肌與外轉肌；腹外斜肌與腹內斜肌，可以讓軀幹穩定於骨盆上。

重點關節及四肢動作

脊椎中立、骨盆維持水平。站立腿：髖關節中立伸直、內轉與內收；膝關節伸直（但非完全鎖死）。上抬腿：髖關節屈曲、外轉與外展；膝關節屈曲；脛骨外轉；踝關節背屈（壓在站立腿的內收肌上）；足部旋前。

施力部位

上抬腿：髂肌與腰大肌、所有外轉肌與伸肌——臀大肌、臀中肌與臀小肌的後側肌纖維、梨狀肌、內收大肌（伸肌部分）、閉孔內肌與閉孔外肌、孖肌、股方肌。

站立腿：梨狀肌、闊筋膜張肌、臀中肌與臀小肌、臀大肌（伸肌部分）。

站立腳：足部內在肌群、足踝及下肢肌肉。

伸展部位

上抬腿：恥骨肌、內收長肌、內收短肌、股薄肌。

站立腿：臀中肌與臀小肌、梨狀肌（離心收縮）。

提醒

本式透過內收肌的伸展就可辦到，當上抬腿壓在站立腿的內側時，這些肌肉也許可以發揮功用，但如果抬腿固定時誤用了恥骨肌，會造成髖關節屈曲、骨盆傾斜和腿部內轉。

站立腿的外展肌是離心收縮的，如果它們力量不足或者繃得很緊，上抬腿那一側的骨盆會上提，而且旋轉肌也會試圖穩定骨盆，造成骨盆轉動張開。

只要我們的腳和足踝越有力、越靈活，我們就能找到更多平衡身體的方法。

呼吸

相較於手臂提舉樹式（下一個變化式）與手抓腳趾單腿站立式，本式的上半身可以更自由地參與呼吸運動。透過雙手合掌以及抬腿固定在站立腿的內收肌上，我們的注意力和重心會逐漸內收和下沉。

注意事項

內耳有病變或有平衡障礙（良性姿勢性眩暈症、梅尼爾氏症）的人應該靠在牆上練習平衡站姿，以增加安全性與支撐力。

變化式：手臂提舉樹式

英文名：Tree Pose With Arms Elevated

梵文名：*Vrksasana variation*

類型及難度

中階不對稱平衡站姿。

重點關節及四肢動作

脊椎中立；肩胛骨上轉、外展與提高；肩關節（盂肱關節）外轉與外展；肘關節伸直；前臂旋前（在上臂外轉的情況下）。

施力部位

棘下肌、小圓肌、三角肌、棘上肌、肱二頭肌長頭、前鋸肌（由斜方肌上部肌纖維支撐）、肱三頭肌與肘後肌（伸直肘部）。

伸展部位

闊背肌、大圓肌、肱三頭肌長頭。

障礙與提醒

為了把肩膀往背部拉，有可能會過度使用闊背肌，這除了會妨礙肩胛骨抬高，也會導致肱二頭肌肌腱或棘上肌肌腱與肩峰夾擠，胸廓也會在闊背肌的束縛下被往前推。

本變化式提舉手臂的動作會造成重心上移，因此被歸類為中階平衡站姿。

呼吸

要讓手臂維持在高舉狀態，肌肉必須做出穩定動作，如此一來，胸部的呼吸動作便會遭遇更大的阻力。除此之外，重心上移還會促使腹肌產生更強烈的穩定動作，因此整體而言，橫隔膜的位移程度都會受限。此時最好採取平靜、有效率的呼吸方式，太深的呼吸會導致姿勢不穩。

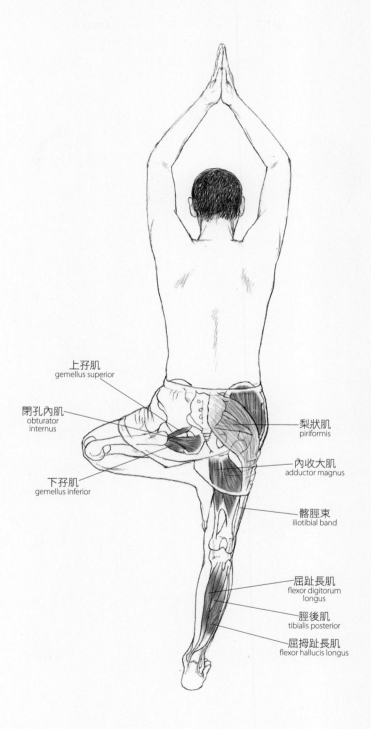

上孖肌
gemellus superior

閉孔內肌
obturator
internus

下孖肌
gemellus inferior

梨狀肌
piriformis

內收大肌
adductor magnus

髂脛束
iliotibial band

屈趾長肌
flexor digitorum
longus

脛後肌
tibialis posterior

屈拇趾長肌
flexor hallucis longus

鷹式

英文名：Eagle Pose

梵文名：*Garudasana*（讀音：嘎魯達撒那）

garuda＝一種猛禽，也是印度神祇毘濕奴的坐騎，一般稱為鷹，但也有人稱為隼或鳶。

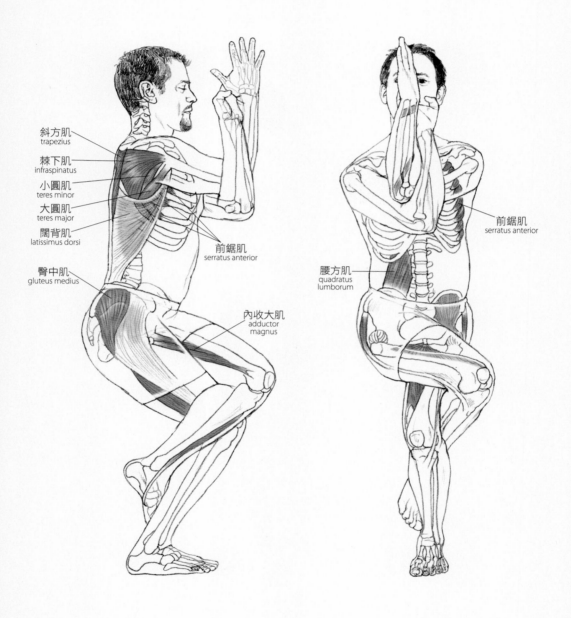

斜方肌
trapezius

棘下肌
infraspinatus

小圓肌
teres minor

大圓肌
teres major

闊背肌
latissimus dorsi

臀中肌
gluteus medius

前鋸肌
serratus anterior

內收大肌
adductor magnus

前鋸肌
serratus anterior

腰方肌
quadratus lumborum

類型及難度

不對稱平衡站姿。

重點關節動作

脊椎輕微屈曲；肩胛骨外展、上轉並外轉、提高；肩關節外轉；肘關節屈曲；前臂旋前；腕關節維持中立伸直；骨盆前傾、薦骨後翹；髖關節屈曲、內轉並內收；膝關節屈曲、內轉；踝關節背屈；足部：足部外翻，站立腿的足部微微旋後。

施力部位

手臂姿勢： 棘下肌（同時施力與伸直）、前鋸肌、胸大肌與胸小肌、喙肱肌、旋前圓肌與旋前方肌。

腿部姿勢： 臀中肌與臀小肌（前側肌纖維）、闊筋膜張肌、內收大肌，其中臀中肌及臀小肌也會施力以穩定站立側的髖關節。

伸展部位

手臂： 配合肩胛骨外展——菱形肌、斜方肌下部、大圓肌、闊背肌輕微伸展；棘下肌、肱三頭肌也輕微伸展。

腿部： 臀大肌、梨狀肌、股方肌、閉孔內肌、臀中肌與臀小肌的後側肌纖維。

障礙及提醒

肩胛骨必須同時進行外展和外轉，如果肩胛骨過度下拉，脊椎就必須扭曲才能做出纏繞動作。

在本式中，站立腿和上抬腿都必須內轉並內收。

為了充分纏繞，站立腿必須使髖關節與膝關節屈曲，在髖關節屈曲時要同時內轉和內收，的確有點難度（髖關節囊的纖維在髖關節伸直時比較容易內轉），內收加上內旋的動作，會特別作用在梨狀肌上。這個位置可能會讓膝關節過度鬆動，如果髖關節太緊，為了完成這個姿勢，膝關節將被迫過度轉動，藉由這個動作來穩定薦髂關節。

呼吸

對於身體形態、重心和呼吸，這是最「緊密」的單腳平衡站姿。手臂的纏繞動作會擠壓到胸廓，而髖關節屈曲再加上輕微的脊椎屈曲，也會擠壓到下腹部。

舞王式

英文名：King of the Dancers Pose

梵文名：*Natarajasana*（讀音：那塔惹加撒那）

nata ＝舞者；*raja* ＝王者

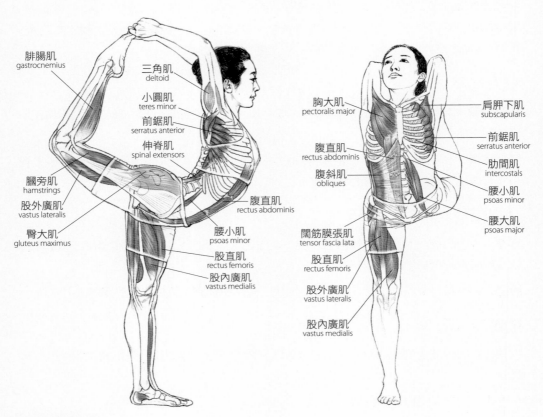

左圖標示：
- 腓腸肌 gastrocnemius
- 三角肌 deltoid
- 小圓肌 teres minor
- 前鋸肌 serratus anterior
- 伸脊肌 spinal extensors
- 膕旁肌 hamstrings
- 股外廣肌 vastus lateralis
- 臀大肌 gluteus maximus
- 腹直肌 rectus abdominis
- 腰小肌 psoas minor
- 股直肌 rectus femoris
- 股內廣肌 vastus medialis

右圖標示：
- 胸大肌 pectoralis major
- 腹直肌 rectus abdominis
- 腹斜肌 obliques
- 闊筋膜張肌 tensor fascia lata
- 股直肌 rectus femoris
- 股外廣肌 vastus lateralis
- 股內廣肌 vastus medialis
- 肩胛下肌 subscapularis
- 前鋸肌 serratus anterior
- 肋間肌 intercostals
- 腰小肌 psoas minor
- 腰大肌 psoas major

類型及難度

高階後仰平衡站姿。

重點關節動作

脊椎伸直；肩胛骨上轉、外展並提高；手臂後仰；肘關節屈曲；前臂旋後。站立腿：髖關節屈曲、膝關節伸直、踝關節背屈。上抬腿：髖關節伸直、膝關節屈曲、踝關節蹠屈（向足底屈曲）。

施力部位

手臂：前鋸肌施力，讓肩胛包覆在胸廓上；棘下肌和小圓肌使肩關節往外轉；三角肌將手臂往上抬起。棘上肌和肩胛下肌也施力，將肱骨頭固定在肩盂內。

脊椎：會用到所有脊椎的內在伸肌群（橫突間肌、棘間肌、旋轉肌、多裂肌、棘肌、半棘肌、頭夾肌與頸夾肌、最長肌、髂肋肌），這些肌肉會收縮以維持脊椎伸直。腰小肌、腹直肌和腹斜肌會進行離心收縮來對抗脊椎伸肌群的施力，以免腰椎動作過大，並且把更多的動作移到胸椎伸直和髖關節伸直上。

站立腿：臀中肌和臀小肌以及闊筋膜張肌會進行離心收縮，使骨盆維持水平。股四頭肌使膝關節伸直，膕旁肌也會伸展（如果膕旁肌的活動幅度夠大，它們可能會做離心收縮，防止過度前傾），腳和小腿的肌肉會施力，以維持平衡。

上抬腿：膕旁肌可使髖關節伸直和膝關節屈曲，隨著姿勢的到位，股廣肌也會以膝關節伸肌的角色進行等長或向心收縮，以便增加髖關節的伸直幅度，來緩衝手抓腳趾的阻力。內收大肌會進行髖關節內收和伸直，就跟臀大肌一樣（但跟外轉肌還是有所區別）。

伸展部位

手臂：菱形肌、闊背肌、肱三頭肌、胸大肌。

脊椎：腹直肌、腹斜肌、肋間肌。

站立腿：膕旁肌、外展肌（離心收縮）。

上抬腿：髂肌、腰大肌、股直肌。

障礙及提醒

肩胛骨的活動度對這個「全臂式」姿勢來說相當重要，因為它必須在避免肩關節過度鬆動的情況下，把手臂拉抬到位，並且維持胸椎活動度。

我們需要用更深層、更內部的背肌來做脊椎伸直動作，若使用闊背肌或其他表層的背肌，則會阻礙呼吸以及肩胛骨完整的活動度。

本式的另一個挑戰是維持雙腿的內收與內轉。雖然很多人會以外轉尋求更大的伸直角度，但這會有薦髂關節過度鬆動或腰椎使用過度的風險。

跟弓式一樣，手腳之間的扣合會對膝關節和下背部等脆弱部位施加壓力。

呼吸

在本式裡，由於脊椎會進行大幅度伸直，前後側的肌肉群也會為了穩定姿勢而互相牽制，使得橫隔膜的偏移幅度縮到最小。因此在練習時，應該採用平靜的呼吸方式，並且避免維持姿勢太久，因為這將無法滿足這些維持姿勢的肌群的需求。姿勢維持的時間越長，身體便需要更深的呼吸，造成腹肌與橫隔膜減少穩定身體的作用，導致脊椎和肩膀承受更大的風險。

戰士一式

英文名：Warrior I

梵文名：*Virabhadrasana* I（讀音：腓惹巴抓撒那）

virabhadra ＝印度神話裡一位英勇戰士的名字

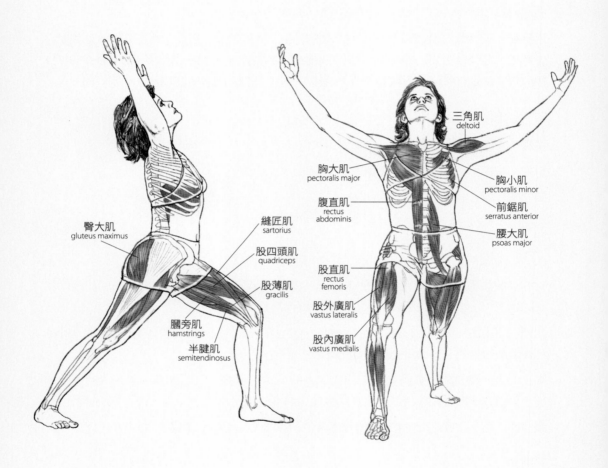

臀大肌
gluteus maximus

縫匠肌
sartorius

股四頭肌
quadriceps

股薄肌
gracilis

膕旁肌
hamstrings

半腱肌
semitendinosus

三角肌
deltoid

胸大肌
pectoralis major

胸小肌
pectoralis minor

腹直肌
rectus
abdominis

前鋸肌
serratus anterior

腰大肌
psoas major

股直肌
rectus
femoris

股外廣肌
vastus lateralis

股內廣肌
vastus medialis

類型及難度

初階不對稱後仰站姿。

關鍵部位

骨盆、脊椎的完整度、腿部動作（為平衡骨盆而轉動）。

重點關節動作

脊椎伸直；肩關節屈曲、肩胛骨微幅外展。前腳：薦骨前垂、髖關節屈曲、膝關節屈曲、踝關節背屈。後腳：薦骨後翹、髖關節伸直（內轉）、膝關節伸直、踝關節背屈並且旋後（維持腳跟踩地以及足弓拱起）。

施力部位

伸脊肌、前鋸肌、三角肌、小圓肌、棘下肌、腹直肌（離心收縮）、左腹內斜肌及右腹外斜肌、腰小肌、前頸部（頭直肌、頭長肌、頸長肌、斜角肌〔離心收縮〕）。前腳：膕旁肌與股四頭肌（離心收縮）。後腳：膕旁肌與股四頭肌（向心收縮）。

伸展部位

闊背肌、腹直肌、胸大肌與胸小肌、前頸部（頭直肌、頭長肌、頸長肌、垂直肌、斜角肌）。前腳：膕旁肌與股四頭肌微幅伸展。後腳：股直肌、股廣肌、腰大肌、髂肌、比目魚肌和腓腸肌。

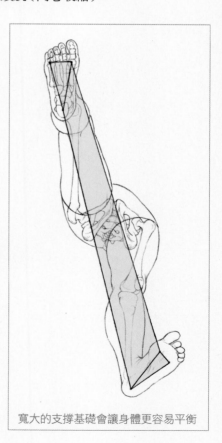

障礙

闊背肌緊繃會增加腰椎前凸的弧度。

平衡問題

雖然本式是用來改善長時間坐姿訓練所導致的薦髂關節問題，但薦髂關節嚴重不穩定者不宜練習。

提醒

這個前後較短、左右較寬的基本戰士式，會運用到較簡易的骨盆動作，而且重心較高。但整體而言，這個姿勢比較容易平衡，因為它的支撐基礎比較寬，髖關節的自由度也比較大。

寬大的支撐基礎會讓身體更容易平衡

呼吸

在所有戰士式裡，骨盆、腿與軀幹之間要維持平衡，就必須有腹壁提供強大支援，但這會縮小橫隔膜中心腱的下移程度，導致橫隔膜在收縮時，常會藉由抬高胸廓底部來達到吸氣擴張，但這個抬高動作只有在肋間肌、胸肌和頸肌不過度緊繃時才有效率。

簡言之，本式在腿部、骨盆與手臂姿勢上的要求，都會對呼吸動作機制帶來有趣的挑戰。

變化式：戰士一伸展式

英文名：Extended Warrior I

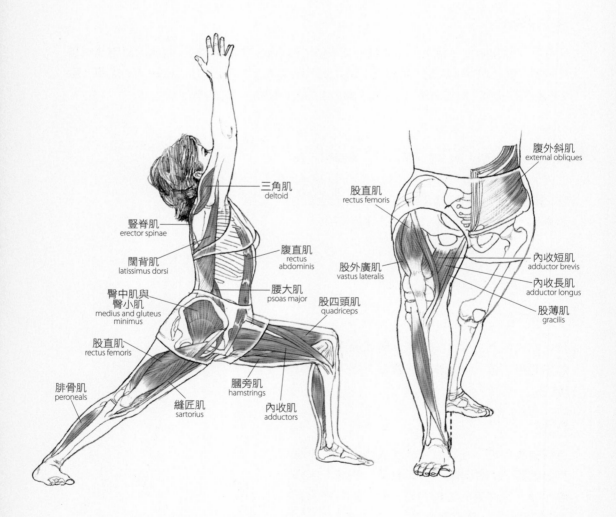

三角肌
deltoid

豎脊肌
erector spinae

闊背肌
latissimus dorsi

臀中肌與
臀小肌
medius and gluteus
minimus

股直肌
rectus femoris

腓骨肌
peroneals

縫匠肌
sartorius

腹直肌
rectus
abdominis

腰大肌
psoas major

股四頭肌
quadriceps

膕旁肌
hamstrings

內收肌
adductors

腹外斜肌
external obliques

股直肌
rectus femoris

股外廣肌
vastus lateralis

內收短肌
adductor brevis

內收長肌
adductor longus

股薄肌
gracilis

類型及難度

中階不對稱後仰站姿。

重點關節動作

跟基本戰士式相同，但腰部需做更多伸直，用以對抗骨盆前傾、腿部內收、後腳做出較多旋後、手臂內收以及更多的脊椎轉動。

施力部位

伸脊肌群（內在肌群、橫突棘肌群、豎脊肌）、前三角肌與中三角肌、前鋸肌、胸大肌與胸小肌、斜方肌上部、腹直肌。前腳：膕旁肌離心收縮、內收肌、臀中肌與臀小肌。後腳：膕旁肌向心收縮、臀中肌與臀小肌、腓骨肌、股四頭肌、縫匠肌。

伸展部位

闊背肌、菱形肌、腹直肌、腹外斜肌。前腳：股四頭肌（在膝關節）、膕旁肌（在髖關節）、臀中肌與臀小肌。後腳：腓骨肌、臀中肌與臀小肌、腰大肌、股直肌（在髖關節）。

障礙

腰大肌與股直肌緊繃。

膕旁肌力量不足。

前腳外展肌（維持平衡用）與股四頭肌的離心控制力較弱。

提醒

如果必須藉由闊背肌參與以增加脊椎伸直動作，這將會妨礙手臂的抬起與外轉。

雙腿前後拉開的站姿對骨盆較具挑戰性，必須用下肢外展肌收縮以維持平衡，並且把重心拉低（以便易於平衡）。

呼吸

本變化式最常用於靜態練習上。髖關節和腹股溝需要大幅度打開，而腿部支撐力必須夠強，才能使這個弓箭式維持順暢；如果下半身無法為上半身提供有效的支撐（*sthira*），呼吸就不容易達到輕鬆狀態（*sukha*）。

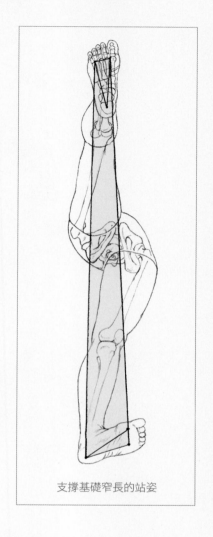

支撐基礎窄長的站姿

戰士二式

英文名：Warrior II

梵文名：*Virabhadrasana* II（讀音：腓惹巴抓撒那）

virabhadra＝印度神話裡一位英勇戰士的名字

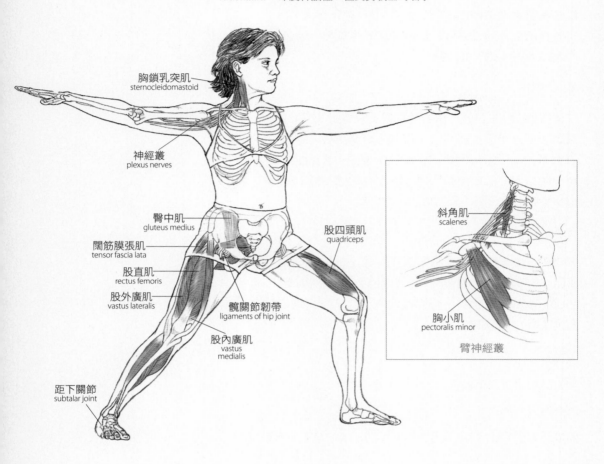

胸鎖乳突肌
sternocleidomastoid

神經叢
plexus nerves

臀中肌
gluteus medius

闊筋膜張肌
tensor fascia lata

股直肌
rectus femoris

股外廣肌
vastus lateralis

髖關節韌帶
ligaments of hip joint

股內廣肌
vastus medialis

距下關節
subtalar joint

股四頭肌
quadriceps

斜角肌
scalenes

胸小肌
pectoralis minor

臂神經叢

類型及難度

初階對稱開胯站姿。

重點關節動作

脊椎中立伸直；頭部軸心轉動；肩胛骨上轉；上臂外展與外轉；前臂旋前（和上臂反方向）。

前腳：薦骨前垂；髖關節屈曲、外轉並外展；膝關節屈曲；踝關節背屈。

後腳：薦骨後翹；髖關節伸直、內轉並外展；膝關節伸直、脛骨外轉；踝關節背屈；足跟旋後、腳掌旋前（足弓拱起，腳拇趾著地）。

施力部位

後方髖關節：主要是臀中肌與臀小肌（用於內轉及外展）；臀大肌及膕旁肌（用於伸直）；闊筋膜張肌（用於內轉）；恥骨肌（用於內轉）；股廣肌（用於膝關節伸直）。

前方髖關節：膕旁肌與股四頭肌（離心收縮）；臀大肌、梨狀肌、閉孔內肌與閉孔外肌、股方肌、孖肌、臀中肌與臀小肌（後側肌纖維）。

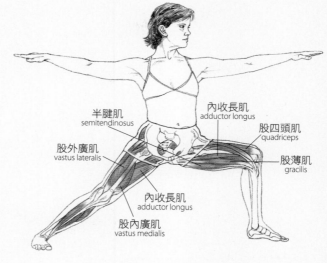

半腱肌
semitendinosus

股外廣肌
vastus lateralis

內收長肌
adductor longus

股四頭肌
quadriceps

股薄肌
gracilis

內收長肌
adductor longus

股內廣肌
vastus medialis

戰士二式伸展式

伸展部位

後髖關節：闊筋膜張肌、髂腰肌。

前髖關節：膕旁肌與股四頭肌（股廣肌）。

障礙及提醒

後髖關節：對髖關節韌帶及其關節囊而言，同時進行外展與伸直是個頗具挑戰性的動作，因此外展肌（臀中肌與臀小肌）的施力便相當重要，它們可以幫忙後腳膝關節維持伸直，使膝蓋不會觸地。如果臀中肌與臀小肌力量不足或繃得很緊，其他肌肉就會一起幫忙，但這麼一來反而會讓髖關節外轉或屈曲，使後腳無法貼地。

後踝關節：本式需要距下關節以及跗骨和蹠骨之間各關節活動度的配合：後腳足跟必須旋後，以便讓跟骨貼緊地面，腳掌則必須旋前，以便讓腳趾貼緊地面，如果足部關節活動度無法做到這點，骨踝關節外側就可能會過度拉開、使不出力。

前髖關節：在本式中，重力作用會讓膝蓋和髖關節屈曲，而膕旁肌和股四頭肌會出現密集的離心收縮，調節重力的牽引。就跟「戰士一式」一樣，不同的腳步安排也會影響到姿勢的困難度，雙腳張得越開，所有下肢關節的動作幅度就會加大，如果腿部肌力不夠強（這點可以藉由練習「基本站姿」來培養），各個關節與結締組織承受的壓力就會更大。

呼吸

見第56頁。

戰士三式

英文名：Warrior III

梵文名：*Virabhadrasana* III（讀音：腓惹巴抓撒那）

virabhadra ＝印度神話裡一位英勇戰士的名字

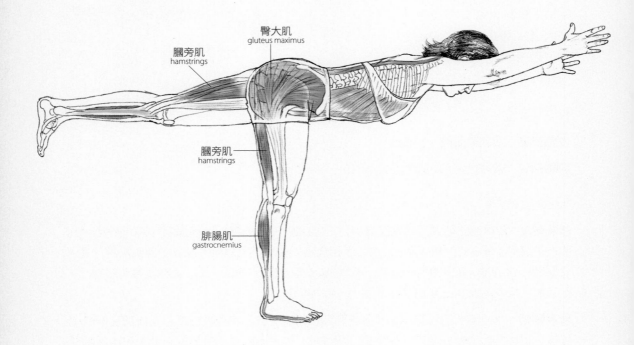

臀大肌
gluteus maximus

膕旁肌
hamstrings

膕旁肌
hamstrings

腓腸肌
gastrocnemius

類型及難度

中階不對稱平衡站姿。

重點關節動作

脊椎縱向伸直、肩關節屈曲並外轉、肘關節伸直、前臂旋後、手指伸直。前腳：薦骨前垂、髖關節屈曲並內收、膝關節伸直、踝關節背屈。後腳：薦骨後翹、髖關節中立伸直並內轉、膝關節伸直、踝關節背屈。

施力部位

伸脊肌群（以抵抗重力）、腹肌與腰小肌（維持脊椎正常弧度）、兩腿的膕旁肌（站立腿的膕旁肌離心收縮，後腳的膕旁肌向心收縮以抵抗重力）、站立腿的外展肌（離心收縮，使骨盆維持水平）、站立腿的臀大肌和深層的旋轉肌群（離心收縮，使骨盆維持水平）。

伸展部位

站立腿的膕旁肌、外展肌、臀大肌、深層外轉肌。

障礙

脊椎肌群與腹肌力量不足。

膕旁肌緊繃，尤其是內側。

外展肌與旋轉肌太緊或無力（如果要維持姿勢一段時間，就必須更有力量）。

過度使用臀大肌將會導致其中一腿或兩腿外轉。

提醒

脊椎處於縱向伸直狀態；本式重點是在這種重力關係下維持脊椎自然弧度，平衡腹肌和背部伸肌的施力，但如果欠缺腹肌支撐，背部伸肌會過度收縮，因而增加脊椎弧度。

重力會把懸空那一側的骨盆往地面拉，通常我們不需要用站立腳的內收肌進行這個動作，相反地，對外展肌群與外轉肌群的伸展長度有良好控制能力才是關鍵所在（否則骨盆會過度提高）。

如果膕旁肌繃得很緊，與其轉動骨盆，不如讓站立的腿屈曲。

呼吸

鎖印（見第16頁）可以帶動縱向伸直，讓軀幹在本式中得到支撐，按照定義，這會減少整體的呼吸量，因此勝利式呼吸法在這個過程裡扮演著相當重要的角色。

側角伸展式

英文名：Extended Side Angle Pose

梵文名：*Utthita Parsvakonasana*（讀音：烏提他–帕序伐空阿撒那）

utthita ＝伸展的；*parsva* ＝側邊、側翼；*kona* ＝角

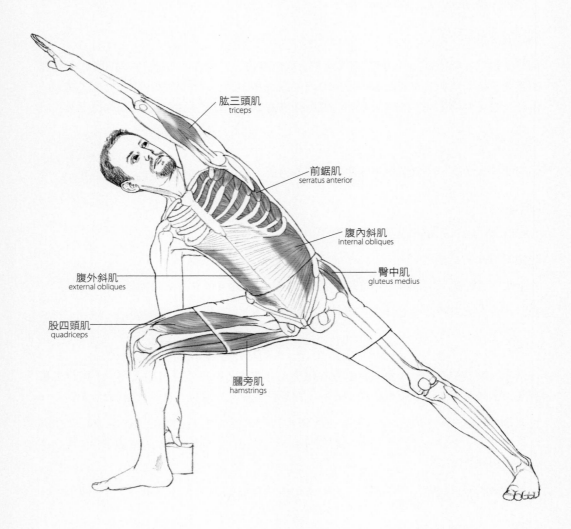

肱三頭肌
triceps

前鋸肌
serratus anterior

腹內斜肌
internal obliques

臀中肌
gluteus medius

腹外斜肌
external obliques

股四頭肌
quadriceps

膕旁肌
hamstrings

類型及難度

初階側向伸展不對稱站姿。

重點關節動作

脊椎中立或微幅側彎;肩胛骨外展並上轉;肩關節屈曲並外轉;肘關節伸直。前腳:薦骨前垂;髖關節屈曲、外轉並外展;膝關節屈曲;踝關節背屈。後腳:薦骨後翹;髖關節伸直、內轉並外展;膝關節伸直(脛骨外轉);踝關節背屈;足跟旋後,腳掌旋前。

施力部位

前腿(跟戰士二式相比):由於髖關節的屈曲幅度加大,因此膕旁肌和股廣肌的離心收縮就顯得格外重要。膕旁肌在抵抗脊椎施加在前腳的重量而被拉長的情況下,能有效的收縮;至於股廣肌則因為髖關節彎曲使得股直肌縮短,因而減少肌肉收縮的效力。

上側(手臂、脊椎及後腳):前鋸肌、三角肌、肱三頭肌、下側腹外斜肌、上側腹內斜肌。後腳(類似戰士二式):以臀中肌與臀小肌為主(前側肌纖維協助內轉動作,後側肌纖維協助外展動作);臀大肌(用於伸直,但非外轉);闊筋膜張肌(用於內轉,但非屈曲);恥骨肌(用於內轉,但非屈曲);膕旁肌(以半膜肌為主);股四頭肌(用於伸直膝關節,但股廣肌的部分多於股直肌)。

提醒

髖關節曲度增加,會迫使前腳更不容易維持外展及外轉,然而這些動作是避免膝蓋往內側陷落或者髖部往外側晃動的重要關鍵。

髖關節曲度增加,確實可以讓下半身姿勢維持得更久,也有助於脊椎維持中立,如果髖關節屈曲的程度不夠大,脊椎就會往側面屈曲。

上側手臂、脊椎和後腳應該形成一條連續斜線,這裡比較具有挑戰性的地方,就是讓脊椎和腳維持在同一條線上,而且不能造成後方的髖關節屈曲。

呼吸

雖然本式可大幅伸展呼吸系統的左半邊,但較為有趣的影響恐怕發生在下端,原因是橫隔膜的圓頂受到腹部臟器的重力作用而拉向頭部,也就是說,這個姿勢的呼吸動作會對橫隔膜及其相連器官提供極為有用的不對稱刺激。

扭轉側三角式

英文名：Revolved Side Angle Pose

梵文名：*Parivrtta Baddha Parsvakonasana*（讀音：帕利弗他－巴達－帕序伐空阿撒那）

parivrtta ＝扭轉、轉動；*baddha* ＝束縛住；*parsva* ＝側邊、側翼；*kona* ＝角

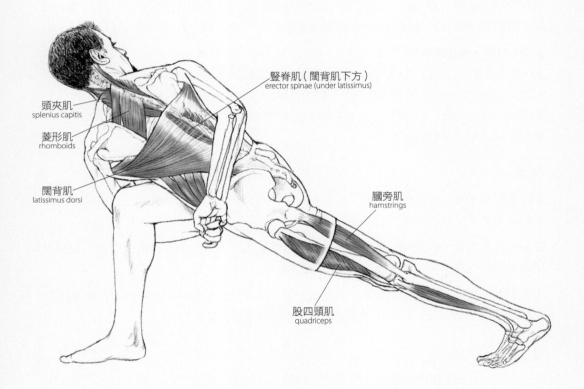

頭夾肌
splenius capitis

菱形肌
rhomboids

闊背肌
latissimus dorsi

豎脊肌（闊背肌下方）
erector spinae (under latissimus)

膕旁肌
hamstrings

股四頭肌
quadriceps

類型及難度

高階旋轉不對稱站姿。

重點關節動作

脊椎軸心轉動；肩胛骨下轉（往內側）；右臂內收（一開始外展，接著連同左臂一起內收）；肩關節內轉、伸直並內收；肘關節盡量伸直。前腳：薦骨前垂、髖關節屈曲並內收、膝關節屈曲、踝關節背屈。後腳：髖關節伸直並內收、膝關節伸直。

靠近天花板這一側的軀幹豎脊肌和腹內斜肌，以及靠近前腳這一側的軀幹橫突棘肌、旋轉肌與腹外斜肌，都會因為脊椎的轉動而施力，此時所有伸脊肌都會共同發揮作用，緩衝手臂動作所產生的脊椎屈曲。

手臂相扣的動作會對棘上肌（將肱骨頭固定在肩盂）、肩胛下肌、大圓肌、闊背肌和菱形肌施力，同時伸展斜方肌上部、胸大肌、胸小肌、前鋸肌、棘上肌、棘下肌、小圓肌、前三角肌和喙肱肌。

這個手臂相扣的動作往往也會造成脊椎屈曲和轉動，對脊椎關節和椎間盤帶來極大的挑戰。此外，側角上轉所產生的力道也讓這個體位產生非常強大的扭轉力，這股手臂相扣以及抵住前腿所產生的槓桿作用力，甚至可能迫使脊椎超出適度的活動範圍。在這個姿勢下，腰椎不具軸心轉動的能力，因此過度扭轉會讓位於腰椎上下方的關節（薦髂關節以及第十一和第十二節胸椎）受到壓力。

障礙及提醒

肩關節囊的前下側是最容易脫臼的部位，手臂相扣的動作處於內轉及盡量伸直的狀態，正好會對這裡施加壓力，尤其當肩胛骨的活動能力受限時。一般的扣合姿勢也必須注意這項安全問題，因為這類姿勢會直接對關節施加更多槓桿作用或力道。

呼吸

跟扭轉三角式有點類似，但較為困難，因為它對力量、平衡和柔軟度的要求更高，但只要骨盆撐得越開，平衡和呼吸就越容易。在本式中，由於上半身受到下半身抵抗轉動的阻力而緊緊束縛住，因此橫隔膜、腹部和胸廓的活動會明顯受到限制。

三角式

英文名：Triangle Pose

梵文名：*Trikonasana*（讀音：崔孔阿撒那）

tri＝三；*kona*＝角

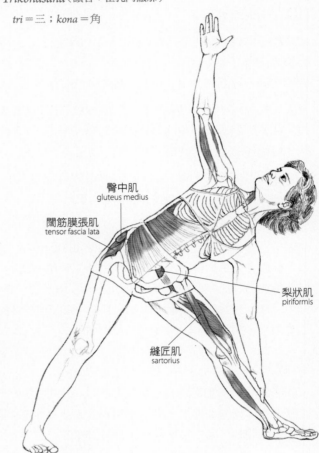

臀中肌
gluteus medius

闊筋膜張肌
tensor fascia lata

梨狀肌
piriformis

縫匠肌
sartorius

類型及難度

初階開胯站姿。

重點關節動作

脊椎中立伸直並微幅轉動（但不能過度側向伸直）；頭部軸心轉動；雙手外展並外轉。前腳：髖關節外轉、屈曲並外展；膝關節伸直；踝關節微幅蹠屈；足部微幅旋前。後腳：髖關節內轉、內收並伸直；膝關節伸直；足部旋後。

施力部位

前腳：髂肌、腰大肌、梨狀肌、閉孔內肌（也被當成外展肌使用）、股方肌、閉孔外肌、孖肌、臀中肌與臀小肌、臀大肌（外轉及外展肌纖維）、縫匠肌、膕旁肌。

後腳：臀中肌與臀小肌的前側肌纖維、內收大肌、臀大肌、恥骨肌、闊筋膜張肌、半腱肌、半膜肌、股二頭肌。

伸展部位

前腳：股方肌和閉孔外肌（為內收肌群，進行離心收縮）、孖肌、恥骨肌、股薄肌、內收大肌與內收小肌、內收長肌與內收短肌、半腱肌、半膜肌、股二頭肌。

後腳：臀中肌與臀小肌（離心收縮）、臀大肌、縫匠肌、股二頭肌（離心收縮）。

障礙及提醒

前腳膝蓋內側的疼痛或感覺異常可能來自縫匠肌和半腱肌，它們在這個姿勢裡纖維會特別受到伸直，而且會把負荷傳送到關節囊。

要注意維持前腳後側（膕旁肌）的收縮，以防止膝關節過度伸直，因為當我們把身體重量施加於前腳時很容易發生這種情況；來自膝蓋（或任何關節）內部的感覺異常，也是告訴我們必須停下來調整姿勢或動作的重要訊息。

後腳膝蓋外側的疼痛感，可能是位於髂脛束上端的肌肉（闊筋膜張肌、臀中肌、臀大肌）過於緊繃所造成的，這些肌肉都需要拉長並且參與動作。如果臀中肌與臀大肌緊繃，使得下肢相對於骨盆，無法內收，那麼脊椎就會往側邊彎曲。髂脛束上端肌肉緊繃也會導致足踝後側無法放鬆。

脊椎會轉動嗎？只要薦髂關節、骨盆和髖關節的活動度越好，脊椎就越能維持中立，例如前腳的恥骨肌緊繃，骨盆就可能往地面的方向轉動，而為了擴胸，脊椎便會被迫做更多反向轉動。任何下半身關節活動的限制，都會讓上半身產生類似的代償作用。

變化式：三角伸展式

英文名：Extended Triangle Pose

梵文名：*Utthita Trikonasana*（讀音：烏提他–崔孔阿撒那）

utthita= 伸展的

本變化式中，腿、軀幹與地面之間的夾角更小，所有肌肉動作都跟前面一樣，只不過活動幅度變大了。儘管三角伸展式的重心比較低，但是比三角式更不容易維持平衡，因為當支撐基礎變寬，負責維持姿勢的肌肉就更無法抵擋骨盆和軀幹受到的下拉重力。如果姿勢拉得太開，更多負荷會傳遞到負責承受重量的關節與結締組織，它們就會出現明顯疼痛。

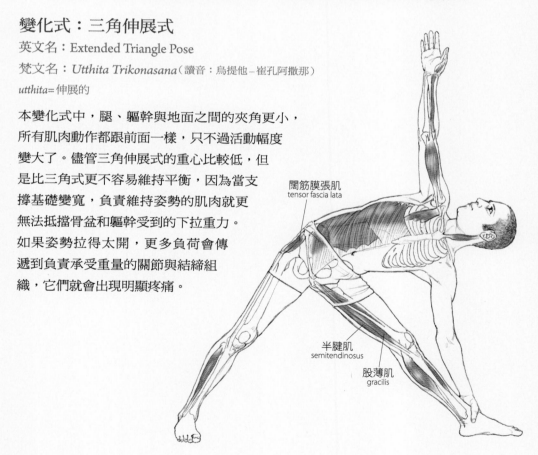

闊筋膜張肌
tensor fascia lata

半腱肌
semitendinosus

股薄肌
gracilis

扭轉三角式

英文名：Revolved Triangle Pose

梵文名：*Parivrtta Trikonasana*（讀音：帕利弗他–崔孔阿撒那）

parivrtta＝轉身、轉動；*tri*＝三；*kona*＝角

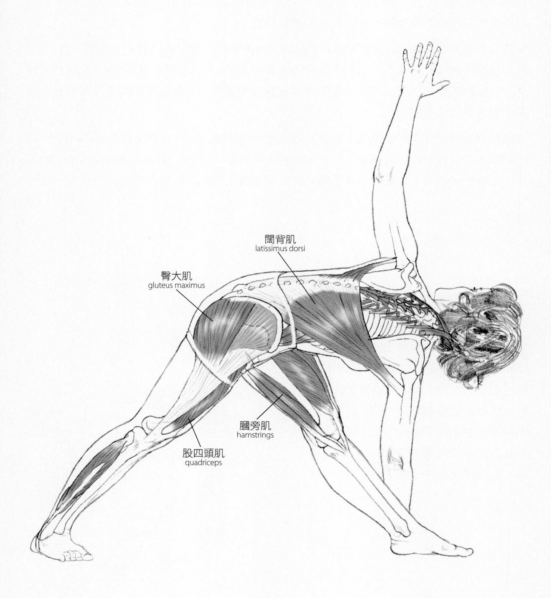

閣背肌
latissimus dorsi

臀大肌
gluteus maximus

膕旁肌
hamstrings

股四頭肌
quadriceps

類型及難度

中階扭轉不對稱站姿。

重點關節動作

脊椎：中立伸直、軸心轉動。

上肢：外展、外轉、肘關節伸直。

前腳：髖關節屈曲、內收並外轉；膝關節伸直；踝關節微幅蹠屈。

後腳：髖關節輕度屈曲並內轉；膝關節伸直；踝關節背屈；腳跟旋後、腳掌旋前。

施力部位

橫突棘肌群（尤其是多裂肌）、豎脊肌群、腹內斜肌與腹外斜肌，這些肌肉能抵抗重力的牽引和下肢及骨盆的肌肉收縮，以維持脊椎中立伸直的弧度。

利用旋轉肌與外展肌維持平衡

伸展時施力：臀中肌與臀小肌、股方肌、閉孔內肌與閉孔外肌、孖肌、梨狀肌。

伸展時放鬆：臀大肌、膕旁肌、闊背肌、大圓肌。

障礙及提醒

外展肌與旋轉肌如果肌力不足，會使離心控制變得更困難。如果出現這種狀況，臀大肌或許可以用力收縮，但會導致骨盆往後傾，使得脊椎下側無法維持中立，脊椎的轉動也會偏離頭部與尾骨之間的軸線。

呼吸

在本式中，骨盆打得越開，平衡和呼吸就會越容易，否則上半身會因為要抗衡下半身的阻力，需要維持在轉動的位置而變得僵硬，橫隔膜、腹部與胸廓的活動也會遭到相當程度的阻礙。

加強側伸展式

英文名：Intense Side Stretch

梵文名：*Parsvottanasana*（讀音：帕序弗坦阿撒那）

parsva＝側邊、側翼；*ut*＝加強的；*tan*＝伸展

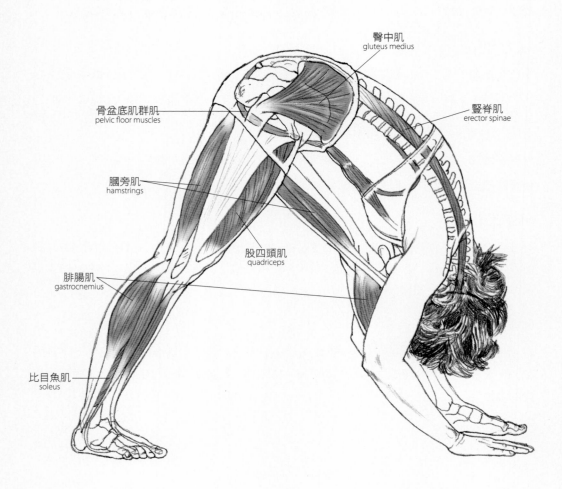

臀中肌
gluteus medius

豎脊肌
erector spinae

骨盆底肌群肌
pelvic floor muscles

膕旁肌
hamstrings

股四頭肌
quadriceps

腓腸肌
gastrocnemius

比目魚肌
soleus

類型及難度

初階不對稱前彎站姿。

重點關節動作

脊椎屈曲（輕度）、前腳薦骨前垂、後腳薦骨後翹。前腳：髖關節大幅度屈曲、膝關節伸直、踝關節背屈。後腳：髖關節屈曲並內轉、膝關節伸直、踝關節大幅度背屈。

關鍵部位

骨盆關節活動度與骨盆底肌群、膕旁肌、足部與外展肌（用於平衡）。

施力部位

骨盆底肌群（連接坐骨兩側）、股四頭肌與膝關節肌、外展肌（臀中肌與臀小肌，用於平衡）、足部與小腿肌肉（用於平衡）。

伸展部位

膕旁肌（尤其是前腳）、臀大肌（尤其是前腳）、比目魚肌與腓腸肌（後腳）、外展肌、豎脊肌。

障礙

膕旁肌、臀大肌、比目魚肌和腓腸肌緊繃。

外展肌如果無力或緊繃，就會較難維持這種支撐基礎窄長的站姿。

脊椎肌肉緊繃。

提醒

跟站立前彎式相比，本式對膕旁肌的施力較大，因為後腳的位置會讓髖關節產生更多屈曲的動作，而脊椎的柔軟度比較不是重點。

雖然後腳的位置朝外，但肌肉要進行內轉動作，使骨盆不歪斜（但勿過度內轉，這很容易發生），另外，後腳足部也要旋後，以便反制足弓向內旋轉的力量。

呼吸

從下腹部吐氣有助於調整骨盆在大腿上方的位置；胸部吸氣的動作則能幫助拉長脊椎。

變化式：手臂反轉祈禱式

英文名：With Arms in Reverse Namaskar

梵文名：*Parsvottanasana* Variation

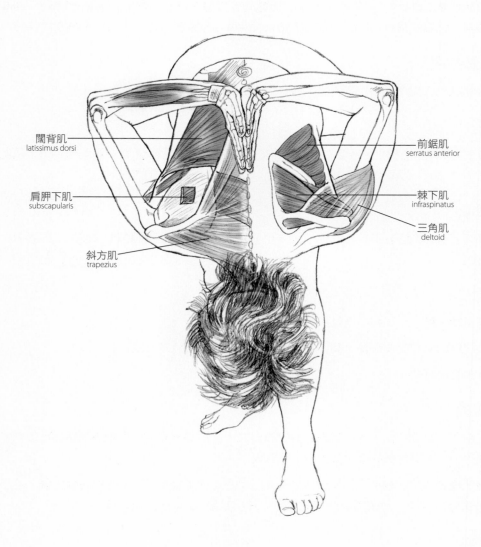

闊背肌
latissimus dorsi

肩胛下肌
subscapularis

斜方肌
trapezius

前鋸肌
serratus anterior

棘下肌
infraspinatus

三角肌
deltoid

類型及難度

中階不對稱前彎站姿。

重點關節動作

肩胛骨下轉並內收（維持在胸廓上方）、肩關節伸直並內轉、肘關節屈曲、前臂旋前、腕關節背屈、手部伸直。

關鍵部位

肩胛骨跟胸廓之間的活動度、前臂與手腕的活動度。

施力部位

肩胛下肌、大圓肌、闊背肌、菱形肌、斜方肌下端、中間與上端。

伸展部位

棘下肌、小圓肌、前鋸肌、前三角肌、胸大肌與胸小肌（在肩胛骨內收的情況下）。

障礙

過度使用闊背肌會妨礙脊椎的屈曲能力。

胸肌、三角肌和肩關節囊緊繃。

提醒

本式的手臂姿勢，在肩胛骨外展的狀態下最容易進行，隨著動作幅度加深，肩胛骨會再回到內收狀態。

三角前彎式

英文名：Wide-Stance Forward Bend

梵文名：*Prasarita Padottanasana*（讀音：普拉撒利他－帕多湯阿撒那）

prasarita＝擴大的、擴展的；*pada*＝足；*ut*＝加強的；*tan*＝伸展

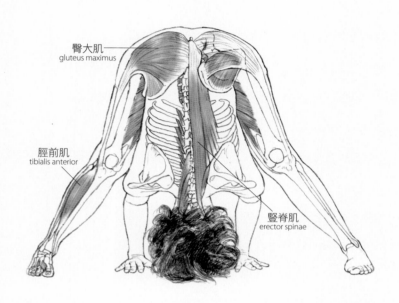

臀大肌
gluteus maximus

脛前肌
tibialis anterior

豎脊肌
erector spinae

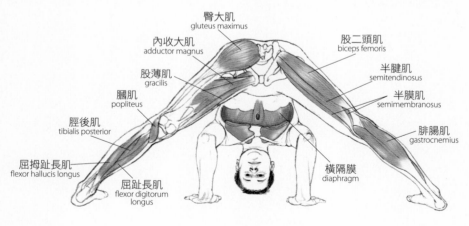

臀大肌
gluteus maximus

內收大肌
adductor magnus

股薄肌
gracilis

膕肌
popliteus

脛後肌
tibialis posterior

屈拇趾長肌
flexor hallucis longus

屈趾長肌
flexor digitorum longus

股二頭肌
biceps femoris

半腱肌
semitendinosus

半膜肌
semimembranosus

腓腸肌
gastrocnemius

橫隔膜
diaphragm

類型及難度

初階對稱前彎倒轉站姿。

重點關節動作

髖關節屈曲及外展、膝關節伸直、脊椎輕度屈曲、髖關節或膝關節輕度內轉、足部旋前及旋後（以便平衡）。

脛前肌
tibialis anterior

屈趾長肌
flexor digitorum
longus

屈拇趾長肌
flexor hallucis longus

支撐足弓的外在肌群——足踝內側

關鍵部位

髖關節的外展肌與內收肌、內側膕旁肌、足踝（足部及小腿）。

施力部位

股四頭肌與膝關節肌（向心收縮，伸直膝關節並且維持膝蓋骨上提）；內收肌（離心收縮，對抗身體的下沉重量）；外展肌（向心收縮，避免膝蓋內陷以及足弓下垂）；足部內在肌群與外在肌群（讓重量分布到足部的外緣，也分散到腳跟）；旋前和旋後之間的平衡跟不對稱站姿的後腳相似。

伸展部位

內收肌（由上往下排列）：內收大肌、內收小肌、內收長肌、內收短肌、股薄肌（恥骨肌除外，因為它在髖關節屈曲時是處於鬆弛狀態）；膕旁肌（尤其是半腱肌，因為雙腿打開會使內側膕旁肌承受更多伸展力量）；伸脊肌群；臀大肌（髖關節屈曲的一部分）。如果腿部往內轉，股方肌和閉孔外肌也可能得到伸展。

當我們把雙腿打開（外展），不同部位的膕旁肌或多或少都會受到程度不一的影響，內收肌也一樣，由於某些內收肌也具有髖關節屈曲的功能，因此它們在這個姿勢裡並不會被伸展。對恥骨肌和某些內收短肌及股薄肌來說，本式的站立預備動作（身體站直，髖關節處於中立伸直狀態）反倒像是一種伸展動作。

呼吸

支撐基礎寬大的前彎站姿，應該是瑜伽所有倒轉體位中最安全也最容易進行的。當雙腳提供的支撐力越強，並且讓骨盆自由透過髖關節往前轉，軀幹和呼吸就會越輕鬆。這個倒轉體位會給脊椎帶來輕度的牽引和放鬆，同時逆轉平常的呼吸模式。

在倒掛的狀態下橫隔膜會被重力拉往頭部，因此這個姿勢有助於呼氣以及下半身靜脈回流。而吸氣時，橫隔膜會對抗重力把腹腔的臟器往尾骨的方向推，同時活動胸椎中已經被拉開的肋椎關節。對於平時身體直立時不斷承受重量壓力的肌肉與器官，透過改變肌肉動作可以調節它們的循環。

蹲坐式

英文名：Squat — Sitting-Down Pose

梵文名：*Upavesasana*（讀音：烏帕伏撒撒那）

upavesa＝坐下、座位

註：本式很少用梵文名稱，但仍有一些前例。

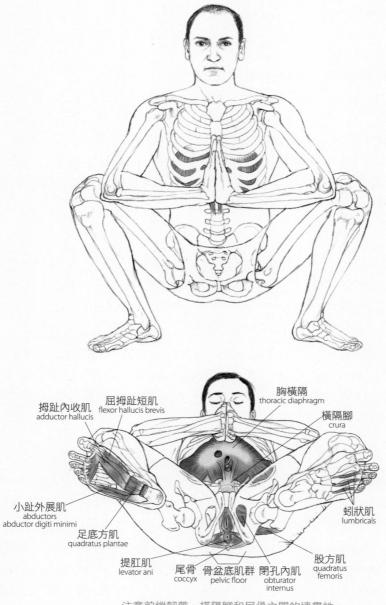

拇趾內收肌
adductor hallucis

屈拇趾短肌
flexor hallucis brevis

胸橫隔
thoracic diaphragm

橫隔腳
crura

小趾外展肌
abductors
abductor digiti minimi

蚓狀肌
lumbricals

足底方肌
quadratus plantae

提肛肌
levator ani

尾骨
coccyx

骨盆底肌群
pelvic floor

閉孔內肌
obturator
internus

股方肌
quadratus
femoris

注意前縱韌帶、橫隔腳和尾骨之間的連貫性。

類型及難度

初階對稱站姿。

重點關節動作

脊椎縱向伸直；肩關節外轉、內收；肘關節屈曲；前臂旋前；腕關節背屈；薦骨前垂；髖關節屈曲、外轉並外展；膝關節屈曲；踝關節背屈。

在這個姿勢裡，骨盆底肌群很容易收縮，這些肌肉協同收縮時會啟動呼氣動作，並減輕橫隔膜在吸氣時往下施加的壓力。

施力部位

骨盆底肌群：閉孔內肌、提肛肌。等長收縮：梨狀肌、閉孔外肌、上下孖肌、股方肌、股二頭肌、半腱肌、半膜肌、內收大肌（長頭）。雙腿應該維持主動的動作控制，否則這個大範圍的動作，會讓髖關節垮掉，增加骨盆底肌群運作上的困難。

足部：蚓狀肌、足底方肌、拇趾內收肌、屈拇趾短肌、屈趾短肌、對掌肌與屈小趾短肌、小趾外展肌。

伸展部位

內收長肌、內收短肌、膕旁肌、腓腸肌、比目魚肌、蹠肌（股薄肌除外，因為膝關節屈曲）。

障礙及提醒

如果足踝無法深度背屈讓腳跟貼地，可能是因為跟腱不夠長（在這個姿勢中尤其指比目魚肌），但這個限制也可能來自足踝前端。快速的解決方式是借助腳跟下方的支撐力，但請勿過度依賴它，因為這樣會阻礙足部內在肌群的運作，導致足弓不穩、足踝無法深度屈曲，以及足關節與膝關節骨骼無法對齊。請注意脛前肌韌帶是否往前凸出，因為這表示缺乏深度支撐力；讓重力自然創造屈曲動作，並且利用足部內在肌群維持姿勢的完整性。

呼吸

本式可使脊椎的三種屈曲同時進行強而有力的縱向伸直。按照定義，這個動作會牽涉到三個鎖印：首先，足弓會充分提供深度的支撐力，將骨盆底肌群及下腹肌往上提（根鎖）；其次，手肘抵住膝蓋的相扣動作，可為胸椎提供強大的伸直力，並且將胸廓基部及胸隔膜往上提（臍鎖）；最後，整個縱向伸直在喉鎖中完成，並且凍結平時呼吸所造成的形狀變化，也就在此時，跟大身印有關的特殊呼吸模式才能在深層的系統核心（中脈）裡發生。

第5章

坐姿

在工商業社會，人們大部分的清醒時間都是在坐姿（或無精打采的坐姿）中度過的。鞋子對他們的足部而言，就如同沙發、椅子和汽車座椅之於他們的骨盆關節和下背部。在印度，就算是相當富裕的人家，也很少使用家具。他們比較喜歡在地板上憩坐、用餐甚至就寢，可想而知，西方世界流行的下背痛毛病，幾乎不曾在這個國家出現。

在瑜伽運動裡，站姿練習可以重建足部與大地之間的關係；坐姿練習也是一樣，當我們直接透過臀部、骨盆和下背部承受體重，就是在重建身體這些部位與大地之間的關係。

本章介紹的體位法包括坐姿，以及以坐姿為基礎的體位。如果我們在練習這些體位時，也能注意到與關節、肌肉和結締組織相關的解剖學重點，它們就能幫助我們恢復兒時那種天生的柔軟度，可以輕鬆坐在地上玩好幾個小時。

除了恢復骨盆和下背部的天生機能，瑜伽坐姿還跟更高階的體位法有關。事實上，*asana*從字面上翻譯過來就是「座」的意思，所以從某個角度來看，所有的體位法都是一種為了讓修習者維持更久的坐姿，而有系統地放鬆脊椎、四肢與呼吸。在這個最穩定的姿勢裡，修習者不必再為了應付重力和呼吸而分心，因此更能釋放出身體能量，進行深度的靜心冥想練習。

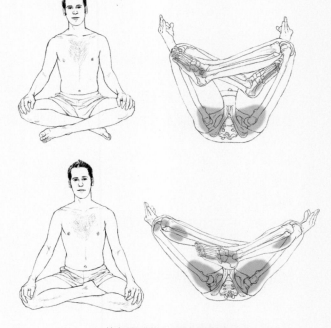

簡易坐（散盤）
英文名：Easy Posture
梵文名：*Sukhasana*（讀音：蘇克哈撒那）
sukha=舒適的、溫和的、愉悅的
初學者坐姿

至善坐（單盤）
英文名：Adept's Posture
梵文名：*Siddhasana*（讀音：西達撒那）
siddha=成就的、圓滿的、完美的
初階坐姿

藍色區塊代表身體與地面接觸的部分

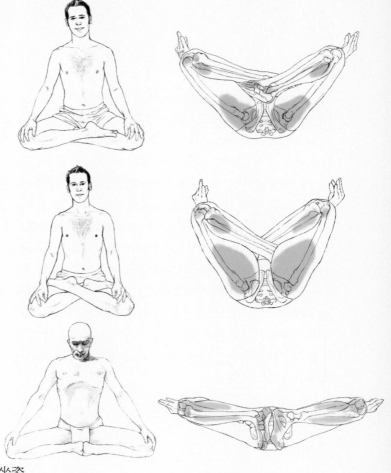

吉祥坐（單盤）

英文名：Auspicious Posture

梵文名：*Svastikasana*

（讀音：斯伐斯提卡撒那）

svastik= 幸運的、吉利的

中階坐姿

蓮花坐（雙盤）

英文名：Lotus Posture

梵文名：*Padmasana*

（讀音：帕德瑪撒撒那）

padma= 蓮花

高階坐姿

雙腳併攏根式

英文名：Pose of the Root Lock

梵文名：*Mulabandhasana*

（讀音：穆拉班達撒那）

mula= 根、基、底；

bandha= 束住、綁住、聯結

用於呼吸練習的高階縱向伸直坐姿

所有坐姿的重點結構

足部、踝關節、膝關節、髖關節、骨盆、脊椎及頭骨。

共同的關節動作

膝關節屈曲

髖關節屈曲

脊椎處於中立屈曲或縱向伸直狀態

頭骨在脊椎上方維持平衡

所有坐姿的共同元素

無論我們選擇哪種坐姿，如果膝蓋的位置高於髖關節，骨盆就可能會往後傾，導致脊椎屈曲，尤其是膕旁肌很緊的時候。為了維持脊椎中立，豎脊肌會收縮以伸直脊椎，腰肌

的收縮也可以從腰椎前側將腰椎往前拉（試圖恢復腰椎弧度）。遺憾的是，這個腰部動作往往也會增加髖關節屈曲的程度，迫使骨盆更往後傾，並且造成其他肌肉收縮，出現代償的動作。在這場身體與重力的對決中，要是輸給了重力，勢必挪不出力氣來進行呼吸或冥想練習，而且很快就會感到疲倦。

為了可以舒適地維持瑜伽坐姿，髖關節位置至少要比膝關節稍微高一點。對大多數的修習者來說，這就需要借助坐墊、毯子等其他輔助工具[1]。當髖關節的位置高於膝關節，腰椎和其他脊椎弧度就會回復原狀，頭部也能靠最少的肌力維持平衡。在一個支撐良好的坐姿體位法裡，骨盆、脊椎和呼吸系統之間的內在平衡會維持身體的穩定，原本用於調整姿勢的能量也會釋放出來，集中在呼吸或靜心冥想這些更深層的運作上。

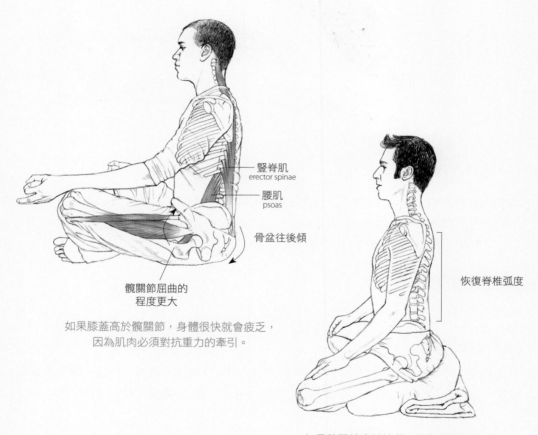

豎脊肌
erector spinae

腰肌
psoas

骨盆往後傾

髖關節屈曲的
程度更大

如果膝蓋高於髖關節，身體很快就會疲乏，
因為肌肉必須對抗重力的牽引。

恢復脊椎弧度

如果髖關節高於膝蓋，就能恢復平衡，
並提供更長久的舒適感。

---

1 身體的柔軟度越差，就越需要坐墊，有些人不管用什麼支撐物都無法舒適地坐在地上，這表示他們需要椅子來進行坐姿練習。

坐立前彎式（背部朝西伸展式）

英文名：West (Back) Stretching

梵文名：*Paschimottanasana*（讀音：帕希摩敦阿撒那）

Pascha ＝在⋯之後、朝西方的；*Uttana* ＝強烈伸展

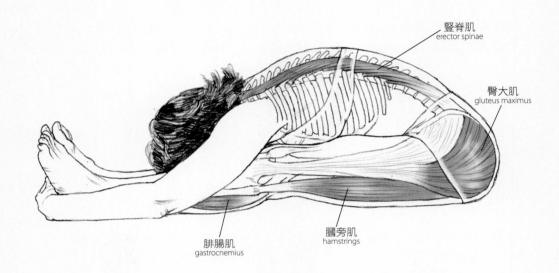

竪脊肌
erector spinae

臀大肌
gluteus maximus

膕旁肌
hamstrings

腓腸肌
gastrocnemius

身體的背面之所以代表「西方」，是因為在傳統瑜伽練習裡，修習者都要朝太陽升起的方向進行晨間祈禱，我們可以跟伸展身體正面的反向棒式（*Purvottanasana*；*purva* ＝在⋯之前、朝東方的）做個比較。

類型及難度

初階前彎坐姿。

重點關節動作

脊椎屈曲（往前伸直）；薦骨前垂；髖關節屈曲、內收並內轉；膝關節伸直；踝關節微幅背屈；肩胛骨外展、上轉；肩關節屈曲、微幅外轉並內收；肘關節伸直；前臂微幅旋前。

施力部位

利用重力把軀幹拉向大腿。

脊椎：伸脊肌會增加髖關節的屈曲程度。

腿部：股廣肌和膝關節肌（用於伸直膝關節）。

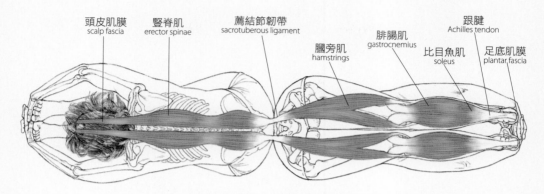

人體背部軸線是由多個肌肉與腱膜網絡連接而成，
它從腳跟（足底筋膜）開始一直延伸到頭皮筋膜與眉脊。

伸展部位

脊椎：伸脊肌群（在放鬆的狀態進入姿勢時）、闊背肌。

腿部：膕旁肌、臀大肌、梨狀肌、閉孔內肌與孖肌、臀中肌與臀小肌、腓腸肌與比目魚肌；膕肌拉長，同時離心收縮，以免膝關節過度伸直。

手臂：菱形肌、下斜方肌、闊背肌。

障礙及提醒

如果膕旁肌和臀大肌繃得很緊，髖關節就無法充分屈曲，髖關節屈肌（腰大肌、髂肌、恥骨肌和股直肌）和腹肌也會試圖收縮，把身體往前拉。但如果在坐骨下面墊一塊折疊的毯子，就能提高髖部，讓重力更有效率地把上半身往前拉。這個方法比使用髖關節屈肌和腹肌更好，因為它不會使髖關節有被擠壓的感覺。

墊高髖部、屈曲膝蓋或者兩個方法並用，可以讓脊椎更加往前伸直，雖然膕旁肌還是會被拉長，但比較輕鬆。

這裡要注意的是，只要位在肌肉起終兩端的附近有伸展的感覺，都表示被拉長的是肌腱和結締組織，而不是肌纖維，因此修習者應該運用姿勢或意念，將伸展的感覺直接轉移到肌腹，而不是它的附著點上。

呼吸

呼吸可以在進入本式的過程中提供很大的幫助。呼氣動作有助於骨盆前彎，吸氣動作則有助於上背部伸展，但這只發生在用下腹肌呼氣，還有直接用胸廓吸氣的時候。

頭碰膝式

英文名：Head-to-Knee Pose

梵文名：*Janu Sirsasana*（讀音：賈奴－希爾撒撒那）

Janu ＝膝蓋；*shiras* ＝以頭去觸碰

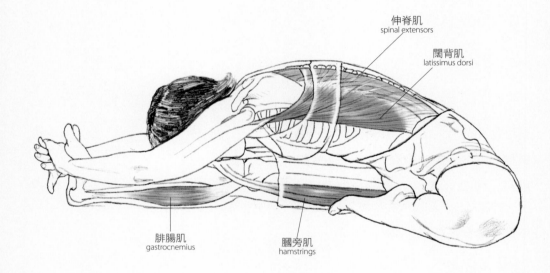

伸脊肌
spinal extensors

闊背肌
latissimus dorsi

腓腸肌
gastrocnemius

膕旁肌
hamstrings

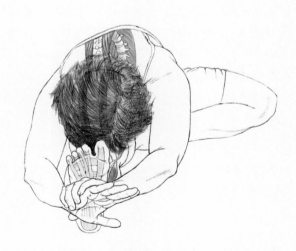

伸直腿的整條後側軸線（從足跟一直到頭皮筋膜）都會被拉長

類型及難度

中階前彎坐姿。

重點關節動作

脊椎輕度屈曲（往前伸直）並且輕度轉動、薦骨前垂。伸直腿：髖關節屈曲、內收並內轉；膝關節伸直；踝關節背屈。彎曲腿：髖關節屈曲、外展並外轉；膝關節屈曲；踝關節蹠屈；足部旋後。肩膀與手臂：肩胛骨外展、上轉；肩關節屈曲、微幅外轉並內收；肘關節伸直；前臂微幅旋前。

施力部位

利用重力會把軀幹拉向伸直腿。

脊椎：伸脊肌可以增加髖關節屈曲的幅度；伸直腿側的腹內斜肌以及彎曲腿側的腹外斜肌，同時動作把脊椎轉動為面向伸直腿；彎曲腿側的脊椎旋轉肌和多裂肌會把脊椎轉向伸直腿。

伸直腿：重力會促使髖關節屈曲；股廣肌和膝關節肌會伸直膝關節（如果有必要的話）。

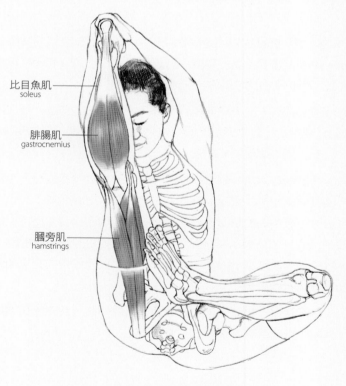

比目魚肌
soleus

腓腸肌
gastrocnemius

膕旁肌
hamstrings

從下方仰視頭碰膝式

彎曲腿：重力會促使薦骨前垂、髖關節屈曲；閉孔外肌、股方肌、梨狀肌、閉孔內肌和孖肌會使髖關節外轉；縫匠肌會產生髖關節屈曲和外轉，同時也會屈曲膝關節；膕旁肌會屈曲膝關節，脛前肌會屈曲踝關節並使足部旋後。

伸展部位

脊椎：在進入本體位的過程中，伸脊肌會得到伸展；兩側的闊背肌伸展；伸直腿側的腹外斜肌、彎曲腿側的腹內斜肌，以及伸直腿側的旋轉肌和多裂肌，都會隨著身體轉向伸直腿部而拉長（跟前面提到的施力動作相反）。

伸直腿：膕旁肌、臀大肌、梨狀肌、閉孔內肌與孖肌、某些臀中肌與臀小肌、腓腸肌和比目魚肌。膕肌可以讓膝關節微幅屈曲，避免過度伸直。

彎曲腿：主要是內收大肌，因為它可以內轉、伸展和內收（跟束角式的情況一樣）；內收長肌和內收短肌會得到伸展，因為它們會讓腿部屈曲並外轉（在外展過程中伸展這兩條肌肉）；當腿部外轉和外展的幅度越大，恥骨肌會被拉得越開；闊筋膜張肌會因為外轉而得到伸展，臀中肌與臀小肌的纖維也會因為髖關節的屈曲而得到伸展。

手臂：菱形肌、下斜方肌與闊背肌。

障礙及提醒

這個兩側不對稱的姿勢，清楚顯現了背肌的單側化（sidedness）以及薦髂關節在穩定度或活動度上的單側性。由於人體天生就不對稱，因此每個人在本式中都會發現身體其中一側練習起來比較容易，另一側則比較困難。

彎曲腿的薦髂關節活動度越高，上半身就越容易轉向伸直腿，尤其是脊椎在朝向伸直腿拉長的時候，當髖關節越屈曲，脊椎就越不需要屈曲。由於這會進一步限制腰椎的轉動，因此會有更多動作需要依賴薦髂關節來達成。

不過，薦髂關節過度活動也是本式一個相當普遍的問題。當修習者強迫上半身屈曲，或者姿勢固定太久，沒有解除施加在骨盆上的重量，就會發生這種現象；另一方面，如果骨盆關節太緊，也會導致彎曲腿的膝關節過度扭轉。許多瑜伽修習者反應，他們在做這個姿勢時半月板遭到撕裂，那是因為骨盆要是在膝關節沒有完全屈曲的情況下向前彎，同時帶動股骨，導致股骨內髁擠壓到內側半月板，因此只要確保彎曲腿完全屈曲，就能讓半月板安全移動到膝關節後側。

以上重點在在說明了一項事實，那就是施加在脊椎、薦髂關節、髖關節與膝關節上的潛在壓力，都得平均分配，以免所有力量集中在單一部位。

呼吸

在本式中,呼吸可以提供極大的幫助。呼氣動作有助於骨盆前彎,吸氣動作則有助於上背部伸展,但這只發生在用下腹肌呼氣,還有直接用胸廓吸氣的時候。

我們不妨用相反的呼吸模式做個對照實驗:試著用擠壓胸部來呼氣,然後把氣吸到腹部裡,然後比較一下它跟第一個建議有什麼不同效果。

反轉頭碰膝式

英文名：Revolved Head-to-Knee Pose

梵文名：*Parivrtta Janu Sirsasana*（讀音：帕利弗他–賈奴–希爾撒撒那）

parivrtta＝轉動、滾動；*janu*＝膝蓋；*shiras*＝以頭去觸碰

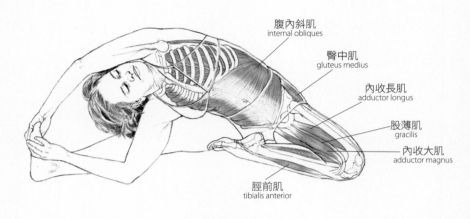

腹內斜肌
internal obliques

臀中肌
gluteus medius

內收長肌
adductor longus

股薄肌
gracilis

內收大肌
adductor magnus

脛前肌
tibialis anterior

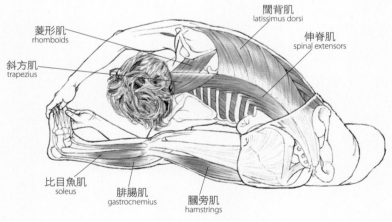

菱形肌
rhomboids

斜方肌
trapezius

闊背肌
latissimus dorsi

伸脊肌
spinal extensors

比目魚肌
soleus

腓腸肌
gastrocnemius

膕旁肌
hamstrings

類型及難度

中階側扭坐姿。

重點關節動作

脊椎轉動、側彎。伸直腿：髖關節屈曲、內收、內轉；膝關節伸直；踝關節微幅背屈。
彎曲腿：髖關節屈曲、外展、外轉；膝關節屈曲、踝關節蹠屈；足部旋後。肩膀與手臂：
肩胛骨上轉、上提並內收；肩關節屈曲、外轉；肘關節伸直；前臂旋後。

施力部位

利用重力把軀幹拉成側彎。

脊椎：彎曲腿側的腹內斜肌與伸直腿側的腹外斜肌，會將脊椎轉離伸直腿；伸直腿側的旋轉肌與多裂肌會將脊椎轉向彎曲腿。

伸直腿：利用重力使髖關節屈曲；利用股廣肌與膝關節肌伸直膝關節（如果必要的話）。

彎曲腿：閉孔外肌與股方肌、梨狀肌、閉孔內肌與孖肌可幫助髖關節外轉；縫匠肌幫助髖關節外轉並屈曲髖關節與膝關節；膕旁肌可使膝關節屈曲；脛前肌可使足部旋後。

伸展部位

脊椎：伸脊肌、腰方肌與闊背肌上側；腹外斜肌上側；下側的旋轉肌與多裂肌會隨著脊椎轉向彎曲腿而伸展。

伸直腿：膕旁肌、臀大肌、梨狀肌、閉孔內肌與孖肌、臀中肌與臀小肌、腓腸肌、比目魚肌、膕肌。

彎曲腿：主要是內收大肌（因為可幫助髖關節內轉、伸直及內收）、內收長肌與內收短肌（可使腿部屈曲並外轉；在外展過程中得到伸展）、部份恥骨肌（當腿部外轉與外展的幅度越大，恥骨肌會被拉得越開），除此以外，闊筋膜張肌會因為外轉而得到伸展，臀中肌與臀小肌的肌纖維也會因為髖關節的屈曲而伸展。

手臂：菱形肌、下斜方肌、闊背肌。

障礙及提醒

本式的腿部姿勢雖然跟頭碰膝式一樣，但脊椎的動作卻大不相同：在頭碰膝式，脊椎是轉向伸直腿且向前屈曲，而非如本式轉離伸直腿且往側面屈曲。這個脊椎動作的改變，也連帶改變了肩帶與手臂的動作，最明顯的就是闊背肌受到更大的伸展。

側彎姿勢有助於解除肩關節的束縛，當肩關節的屈曲受限，讓肩胛骨側彎通常可以增加它的活動度。

在本式中，兩側坐骨必須緊貼地面以維持姿勢平衡，當上半身朝向伸直腿側彎，彎曲腿側的髖部可能會離開地面，這會縮小背部的伸展度，但增加伸直腿後側的伸展度。

呼吸

在本式中，身體上側會受到較多伸展，胸廓也會拉得較開，但橫隔膜的圓頂下側活動度更大，肺部下側組織的順應性也會更高。注意這個現象可以自然增加我們對身體下側的感覺，避免受到擠壓傷害。

坐角式

英文名：Seated Wide-Angle Pose

梵文名：*Upavistha Konasana*（讀音：烏帕威序他－空阿撒那）

upavistha ＝坐著的；*kona* ＝角

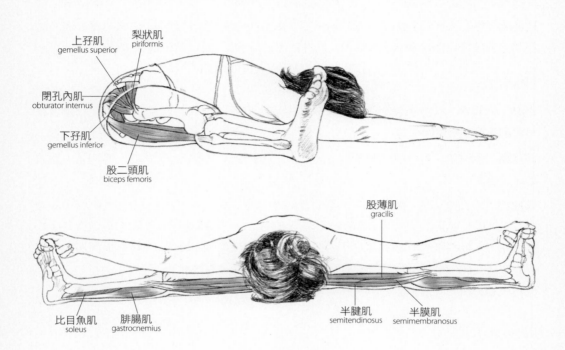

類型及難度

中階前彎坐姿。

重點關節動作

脊椎輕度屈曲（朝前縱向伸直）；薦骨前垂；髖關節大幅外展、外轉並屈曲；膝關節伸直；踝關節背屈。

施力部位

腿部：孖肌與閉孔內肌同時進行外轉及外展，梨狀肌與臀大肌在外轉上也會發揮些許作用（但它們也是髖關節伸肌），另外，閉孔外肌與股方肌也能幫助腿部外轉（但它們也是內收肌）。臀中肌與臀小肌的後側肌纖維在某種程度上可以幫助外展，但由於在很短的長度下進行收縮，因此可能會抽筋。

脊椎：在頭部逐漸往前觸碰地面時，伸脊肌的活動可以讓脊椎沿著地面伸直，但如果為了讓頭觸地而刻意屈曲脊椎，腿部姿勢就會做得很勉強。

伸展部位

腿部：梨狀肌與臀大肌離心收縮，因為它們是髖關節伸肌；閉孔外肌與股方肌離心收縮，因為它們也是內收肌（在所有內收肌中，股薄肌尤其會因為膝關節的伸直而得到伸展）；恥骨肌不會受到影響，因為髖關節是呈屈曲狀態。在膕旁肌部分，半腱肌與半膜肌尤其會因為腿部的外展而被拉長。另外，腓腸肌在兩手抓腳趾以利踝關節背屈的過程中，也會得到強而有力的伸展。

梨狀肌
piriformis

孖肌
gemellus

閉孔內肌
obturator internus

股薄肌
gracilis

脊椎：伸脊肌會被拉長，但仍然維持肌肉收縮狀態，隨著前彎幅度加大，脊椎會更加進入縱向伸直的狀態。

障礙及提醒

本式完成時，薦骨頂端前垂，兩側的髂骨還留在後面，因為薦骨和髂骨之間的薦髂關節，會產生強大的前垂動作。

如果腿部內轉，可能是因為膝蓋內側和內收肌過度伸展，因此建議肌肉緊繃者最好稍微屈曲膝關節（下面用墊子支撐），以便將伸展感轉移到其他相關肌肉的肌腹。如果關節附近和附著點出現緊繃的感覺，就代表沒有得到伸展。

呼吸

呼吸對本式逐步伸直脊椎的動作大有幫助。用下腹部呼氣有助於坐骨與大腿後側貼緊地面，用上胸部吸氣則能幫助脊椎伸直。簡言之，呼氣有助於穩定下盤，吸氣有助於伸展上半身。

束角式

英文名：Bound Angle Pose

梵文名：*Baddha Konasana*（讀音：巴達－空阿撒那）

baddha＝束縛住；*kona*＝角

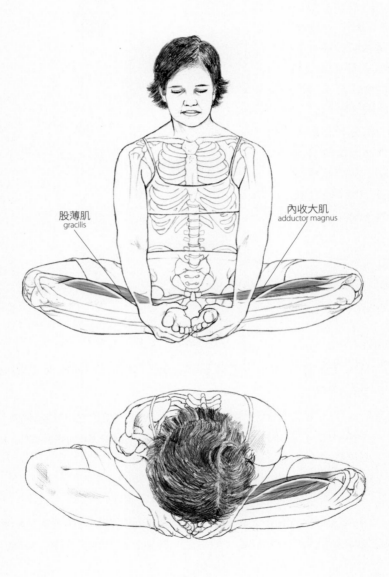

股薄肌
gracilis

內收大肌
adductor magnus

類型及難度

初階髖部／鼠蹊部伸展坐姿。

重點關節動作

脊椎在直立時成中立伸直，然後在前彎時輕度屈曲（請勿過度屈曲，否則會縮小骨盆活動幅度）；薦髂關節前傾；髖關節屈曲並外轉；膝關節屈曲；踝關節背屈；足部旋後；肩胛骨在胸廓上維持中立；肩關節外轉、維持解剖上的中立位置；肘關節屈曲；前臂旋後；手及指頭屈曲。

施力部位

脊椎：橫突間肌、棘間肌、旋轉肌、橫突棘肌群、豎脊肌群（維持脊椎中立伸直，然後讓脊椎在重力的牽引下往前傾並呈現輕度屈曲）。

腿部：利用重力使薦骨前垂、髖關節屈曲；閉孔外肌、股方肌、梨狀肌、閉孔內肌以及孖肌會促使髖關節外轉；膕旁肌收縮，讓膝關節屈曲；脛前肌會促使足部旋後。縫匠肌應該也有進行收縮動作，以便讓髖關節屈曲並外轉。

手臂：前鋸肌和菱形肌必須維持平衡，使肩胛骨維持在胸廓上的位置。當手腕和手指的屈肌收縮，抓握足部時，肱二頭肌會屈曲肘關節，將上半身往前拉。

伸展部位

腿部：主要是來自內收大肌的伸展，因為它的主要動作是髖關節內轉、伸直和內收；內收長肌、內收短肌和股薄肌也會有某種程度的伸展，而且如果兩側膝關節距離拉得越開，股薄肌伸展的程度也會越大。內收長肌和內收短肌負責髖關節外展和屈曲，因此本式的外展動作促使這兩組內收肌得到伸展。

另外會得到部份伸展的還有闊筋膜張肌（因腿部外轉）以及臀中肌與臀小肌（因髖關節屈曲度增加），膕旁肌也會因為增加髖關節屈曲而拉長，而且隨著足部離遠身體以及兩側膝蓋逐漸拉開，膕旁肌會得到越多伸展。

障礙及提醒

跟坐立前彎式一樣，如果太注意頭彎得夠不夠低，會使脊椎屈曲大過骨盆（薦髂關節和髖關節）的動作，因此在練習本式時，應是試圖讓肚臍碰到足部，而不是讓頭碰到足部。

在本式中，閉孔內肌也會啟動骨盆底肌群的活動，因此我們可以利用這個機會加入根鎖，幫助穩固下盤。

隨著足部貼近鼠蹊的程度不同，我們會使用不同的外轉肌來協助腿部外轉，也會讓不同的內收肌得到伸展，因此變換足部與骨盆之間的距離便相當重要，貼得越近不見得越好。

本式對膝關節的挑戰可能較大。足部的旋後動作（足底朝向天花板）會促使脛骨轉動，加上膝關節的屈曲動作會使支持膝關節的韌帶不穩定，所以如果髖關節的活動度不夠，讓雙腿在很勉強的狀況下進入這個姿勢，足部的扭力就可能傳到膝關節。因此保護膝關節的方法之一，就是將足部外翻（把足部外緣壓向地面），這樣就能使腓骨肌收縮，並透過筋膜組織穩定膝關節外側韌帶，防止它們過度轉動，同時也能將較多的動作導引到髖關節。

呼吸

之前提到要盡量把肚臍（而非頭部）帶向足部，其實這是維持呼吸順暢的另一種說法而已。硬將頭部推向地面將會擠壓到胸廓及腹部，降低了這些體腔改變形狀的能力，使脊椎往前延伸則能讓呼吸更順暢。

變化式：仰臥束角式

英文名：Reclining Bound Angle Pose

梵文名：*Supta Baddha Konasana*

sputa＝休息、躺下睡覺

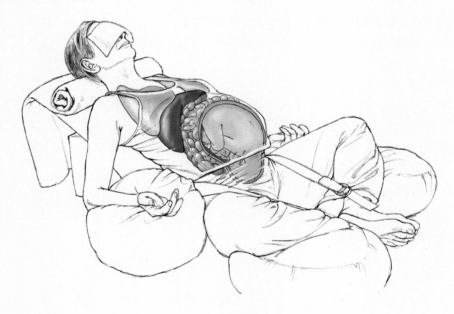

本變化式可以讓脊椎維持在中立位置，或者以極輕微的伸直來幫助胸部緩慢擴張呼吸。這個姿勢在恢復動作中常用到，而且可以藉由靠枕、毯子、瑜伽繩和坐墊等輔助用具做出各種變化。

半魚王式

英文名：Half Lord of the Fishes Pose

梵文名：*Ardha Matsyendrasana*（讀音：阿爾達哈–莫特彥卓阿撒那）

ardha＝半；*matsya*＝魚；*indra*＝統治者、君王

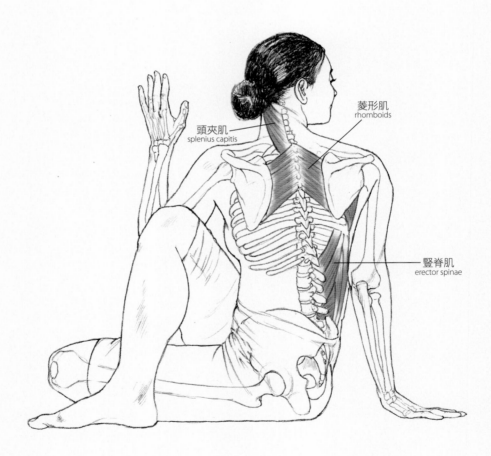

頭夾肌
splenius capitis

菱形肌
rhomboids

豎脊肌
erector spinae

莫特彥卓（Matsyendra）是古印度著名的瑜伽宗師，傳說中這個體位法是他發展出來的。

類型及難度

初階扭轉坐姿。本式有許多更高階的手臂扣合姿勢，而我們分析的是較簡單的版本。

重點關節動作

脊椎朝著上跨腿的方向轉動，並且維持中立伸直。上跨腿：髖關節大幅度屈曲、內收並內轉；膝關節屈曲。下屈腿：髖關節中度屈曲、內收並外轉；膝關節屈曲。前側手臂抵住上跨腿外側：肩胛骨中立、肩關節外轉、微幅外展、從屈曲逐漸進入伸直狀態；肘關節屈曲；腕關節中立伸直。後方的手臂：肩胛骨中立；肩關節外轉、伸直；肘關節伸直；腕關節背屈。

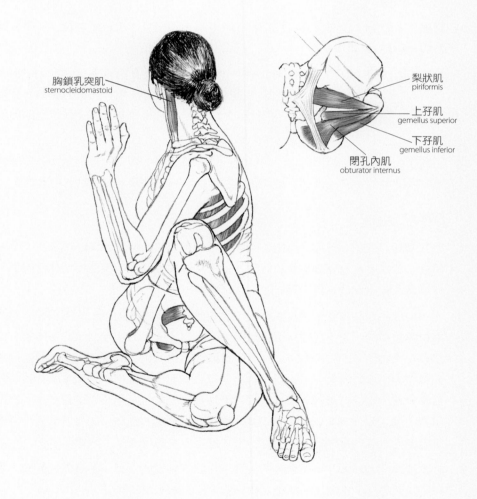

胸鎖乳突肌
sternocleidomastoid

梨狀肌
piriformis

上孖肌
gemellus superior

下孖肌
gemellus inferior

閉孔內肌
obturator internus

施力部位

脊椎：上跨腿：腹內斜肌、豎脊肌、頭夾肌。下屈腿：腹外斜肌、旋轉肌和多裂肌；胸鎖乳突肌、伸脊肌（使脊椎維持伸直，抵抗手臂施壓造成的脊椎屈曲）。

腿部：上跨腿：股薄肌、恥骨肌與內收大肌（有助於內收與內轉）；下屈腿：膕旁肌（促使膝關節屈曲）、重力作用。

手臂：前側手臂：菱形肌（抵抗腿部的阻力，使肩胛骨維持在胸廓上的位置）、棘下肌與小圓肌（促使肱骨外轉）、後三角肌（讓手臂側向外展抵住腿部）、肱二頭肌（屈曲肘關節）。後側手臂：棘下肌與小圓肌；前鋸肌（抵抗該側肩胛骨的內收力，使肩胛骨維持在胸廓上的位置）。

伸展部位

脊椎：下屈腿：腹內斜肌、豎脊肌、頭夾肌、闊背肌。上跨腿：腹外斜肌、旋轉肌與多裂肌；胸鎖乳突肌。

腿部：上跨腿：梨狀肌（髖關節內轉、內收並屈曲）；孖肌與閉孔內肌（內轉與內收）；股方肌與閉孔外肌（內轉）；臀大肌（因內轉與屈曲所致）；臀中肌與臀小肌（因內收所致）。下屈腿：梨狀肌（因髖關節內收及屈曲所致）；臀中肌與臀小肌（因髖關節內收及屈曲所致）。

手臂：前側手臂：菱形肌可能進行離心收縮及伸展；闊背肌可能會因為肩關節外轉及脊椎轉動而得到伸展。後側手臂：胸大肌、肱二頭肌長頭、胸小肌、喙肱肌。

障礙及提醒

整個軀幹（包括正面和背面左右兩側的肌肉）都可能參與這個扭轉動作，脊椎要在中立伸直的狀態下才會有最平穩的轉動。腰椎的屈曲會危及腰椎骨與椎間盤的穩定度，過度伸直又會導致胸椎卡緊，無法進行軸心轉動。

本式很容易因為肩胛骨過度活動，導致後側肩胛骨過度內收、前側肩胛骨過度外展，造成扭轉動作的假象。這種情況發生時，脊椎從表面上看起來似乎有在轉動，但事實上並沒有太大動作。由於肩帶在這個方向比胸部結構有更大的運動範圍，而把手臂擺放在較簡單、非扣合式的位置上，經常可以帶來更強大的脊椎扭轉效果，因此較好的做法是不靠手臂輔助來進行扭轉，讓脊椎可以獲得最大的安全。至於手臂的槓桿動作則等到最後再做，讓它成為一種加深扭轉幅度並維持姿勢穩定的動作。如果過度使用手臂，可能會讓過多力量導向脊椎的脆弱部位，尤其是第十一節及第十二節胸椎。

在本式中，並無加強脊椎轉動的方法，是腿部位置的安排，這個方式能大大限制骨盆的轉動。實際上，也就是腿部骨盆做出和脊椎方向相反的轉動。

呼吸

本式提供了一個大好機會，可以讓修習者深入探索基本呼吸動力學與以下運作原理的關係：吸氣擴張／吐氣放鬆（*brahmana/langhana*）、命根氣／下行氣（*prana/apan*a）以及穩定／舒適（*sthira/sukha*）。

本式的穩定基礎在下半身，因此偏向吐氣放鬆的「腹式呼吸」模式將有助於放鬆下腹部、髖關節和骨盆底肌群，增強下行氣往地面流動的實際體驗。

上半身在本式中是可活動且受到支撐的，而偏向吸氣擴張的「胸式呼吸」只要在引發吸氣動作時固定住腹壁就可以達成。這種呼吸模式會將橫隔膜的動作導向胸廓以及肋椎關節，使胸椎得到深層的轉動性釋放，而這個模式顯然也跟下行氣的上行有關，因為它會利用下腹肌肉將下行氣上提，最後排出體外。

建議我們先從簡單、非扣合式的手臂動作開始，以放鬆的腹式呼吸練習幾次，然後逐漸加深下腹肌肉在呼氣時的收縮程度，最後在下一次吸氣前，維持住那種收縮程度。請留意不同的呼吸模式對我們的體驗有何影響。

手杖式

英文名：Staff Pose

梵文名：*Dandasana*（讀音：丹達撒那）

danda ＝拐杖、棍棒

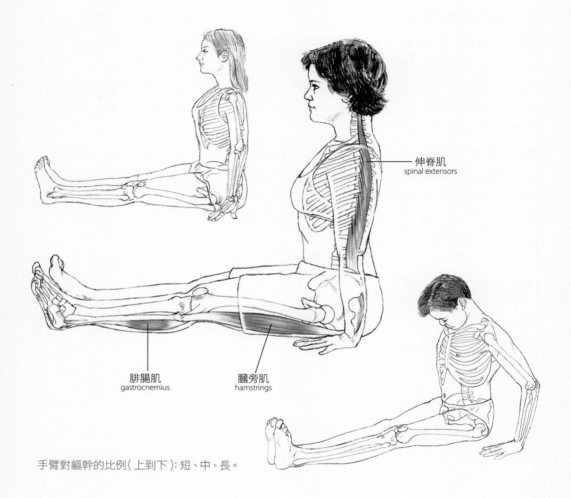

伸脊肌
spinal extensors

腓腸肌
gastrocnemius

膕旁肌
hamstrings

手臂對軀幹的比例（上到下）：短、中、長。

類型及難度

初階中立伸直坐姿。

重點關節動作

脊椎中立或縱向伸直；薦髂關節中立；髖關節90度屈曲、內收並內轉；膝關節伸直；踝關節背屈；肩胛骨維持在胸廓上；肩關節中立伸直；肘關節伸直；腕關節背屈（視手臂長度比例而定）。

施力部位

脊椎：所有的伸脊肌、腰大肌與腰小肌。

腿部：髂肌（用於屈曲髖關節）、恥骨肌與內收大肌（用於腿部的內收及內轉）、肌廣肌（用於伸直膝關節）；如果覺得這種屈曲度很吃力，恥骨肌或股直肌可能會過度施力，使骨盆向前屈曲來對抗後拉重力。

手臂：前鋸肌（利用手臂推力抵抗肩胛骨內收）；肱三頭肌（伸直肘關節）；橈側屈腕肌、尺側屈腕肌與手指的蚓狀肌一起支撐掌弓，防止腕關節過度屈曲（手臂較短的人可能需要在兩手下方各墊一塊瑜伽磚做輔助）。

伸展部位

腿部：膕旁肌、臀大肌、梨狀肌、閉孔內肌及孖肌，此外，臀中肌、臀小肌、腓腸肌以及比目魚肌也會些微伸展；膕肌會在伸展時離心收縮。

手臂：根據手臂的長短程度，肱二頭肌也可能得到伸展。

障礙及提醒

本式清楚呈現了腿部緊繃會如何造成脊椎屈曲，而這些障礙通常也是修習者在進行更複雜的體位法時會遇到的困難，因為在那些體位法中，比較不容易找出緊繃的身體部位。例如說，腿部的緊繃會影響下犬式的進行，但是從表面上來看，卻像是肩膀或脊椎不夠放鬆所致。

由於每個人的手臂對軀幹的長度比例不同，因此不是所有人都能靠手臂讓脊椎達到中立伸直狀態。另一方面，有時表面上手臂與軀幹長度的差距，實際上卻可能是肩胛骨在胸廓上長時間上提或下壓所造成；此外，如果脊椎因為髖關節和下肢緊繃無法伸直成垂直狀態，手臂也可能看起來比軀幹長。

「串連動態瑜伽」（包含前跳動作的瑜伽體系）的修習者，絕對有必要了解手臂與軀幹的長度比例，如果缺乏前跳能力是因為軀幹較長、手臂較短，那麼任何程度的伸直或施力都發揮不了效果，此時修習者可以在手的下方墊瑜伽磚來降低高度差異。

呼吸

這個練習可以讓我們伸直雙腿，透過呼吸進入脊椎縱向伸直狀態（大身印）。直立前彎式（pada hastasana）是用雙腿支撐身體，但手杖式的腿部動作並不是「自然」啟動的。基於這個理由，手杖式的腿部姿勢跟直立前彎式有很大的差異，對大多數人來說也較不容易維持。三大鎖印全都可以在這裡派上用場，但由於必須同時維持正確的姿勢，因此即使只做十次呼吸，都會感覺相當吃力。

牛面式

英文名：Cow-Faced Pose

梵文名：*Gomukhasana*（讀音：勾姆卡撒那）

go ＝牛；*mukha* ＝臉

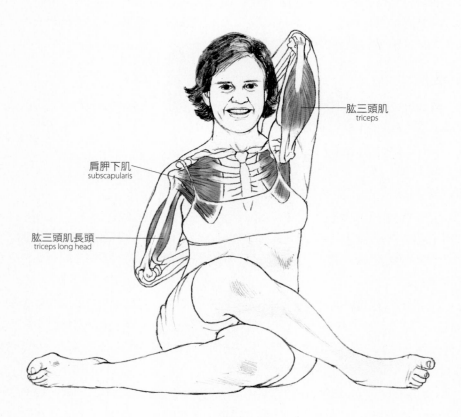

肱三頭肌
triceps

肩胛下肌
subscapularis

肱三頭肌長頭
triceps long head

類型及難度

中階髖部及肩膀打開坐姿。

重點關節動作

脊椎大部分維持中立，只有胸椎會因為手臂姿勢而有些微伸直。上側手臂：肩胛骨上轉、上提、內收；肩關節外轉並屈曲；肘關節屈曲；前臂旋前。下側手臂：肩胛骨下轉、內收、下壓；肩關節內轉、伸直；肘關節屈曲；前臂旋後。腿部：髖關節屈曲、外轉、內收；膝關節屈曲；踝關節蹠屈。

施力部位

腿部：由於這是髖關節撐開姿勢，因此盡可能讓重力去牽引下肢及髖關節肌肉。

手臂：上側手臂：棘下肌與小圓肌（用於外轉）、前鋸肌（使肩胛骨上轉）、菱形肌（肩胛骨內收）、前三角肌（以便屈曲手臂）、旋前圓肌、屈指肌。下側手臂：肩胛下肌（用於內轉）、大圓肌與闊背肌（用於內轉及伸展）、肱三頭肌長頭與後三角肌（伸直手臂）、肱二頭肌（屈曲肘關節）、前臂旋後肌、屈指肌。

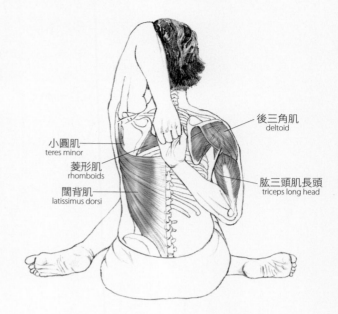

小圓肌
teres minor

菱形肌
rhomboids

闊背肌
latissimus dorsi

後三角肌
deltoid

肱三頭肌長頭
triceps long head

伸展部位

腿部：外展肌（臀中肌、臀小肌、臀大肌）與伸肌（內收大肌與膕旁肌）；梨狀肌（因腿部屈曲並且內收）。

手臂：上側手臂：肱三頭肌、闊背肌、大圓肌、胸小肌與胸大肌。下側手臂：肱二頭肌長頭、胸大肌、前鋸肌、上斜方肌。

障礙及提醒

肩胛骨要先上轉或下轉，然後再內收，以免造成肩關節過度活動，如果肩胛骨無法活動，會造成肩關節的活動幅度過大，導致關節囊過度伸展或者肱二頭肌與棘上肌的肌腱被夾擠。

如果髖關節不夠靈活，可能會導致膝關節過度扭轉，修習者在這方面應該多加留意，盡量避免使膝關節拉傷，因為半月板在膝關節半屈曲時最脆弱。

呼吸

放鬆腹壁並將呼吸導引到下腹部，可以幫助放鬆骨盆底肌群與髖關節，在吸氣時縮緊下腹則能將呼吸導引到胸腔，增加肩膀組織的伸展強度。

猴神哈努曼式

英文：Monkey Pose

梵文名：*Hanumanasana*（讀音：哈努曼阿撒那）

hanumat ＝具有很大的下顎；猴子首領

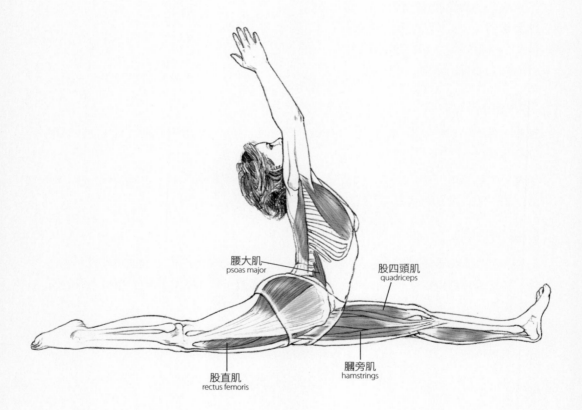

腰大肌
psoas major

股四頭肌
quadriceps

股直肌
rectus femoris

膕旁肌
hamstrings

哈努曼是古印度神話裡為羅摩王子（Rama）效命的猴子軍團將領，根據印度史詩《羅摩衍那》（*Ramayana*）的記載，哈努曼單憑一步就從南印度跳到了斯里蘭卡，因此這個劈腿姿勢就在模仿祂那著名的一跳。

類型及難度

高階劈腿坐姿。

重點關節動作

脊椎伸直。前腳：薦骨前垂；髖關節屈曲、內轉、內收；膝關節伸直；踝關節中立伸直。後腳：薦骨後翹；髖關節伸直、內轉、內收；膝關節伸直；踝關節蹠屈；肩胛骨上轉、外展、上提；肩關節屈曲、內收、外轉；肘關節伸直；前臂維持中立。

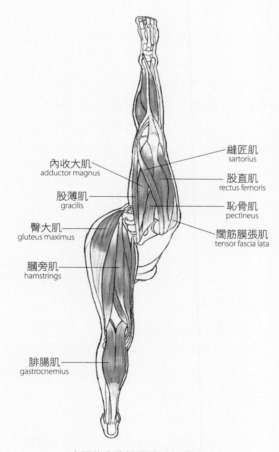

內收大肌
adductor magnus

股薄肌
gracilis

臀大肌
gluteus maximus

膕旁肌
hamstrings

腓腸肌
gastrocnemius

縫匠肌
sartorius

股直肌
rectus femoris

恥骨肌
pectineus

闊筋膜張肌
tensor fascia lata

由下往上仰視猴神哈努曼式

施力部位

手臂：前鋸肌（拉緊肩胛骨）、前三角肌（使手臂屈曲）、棘下肌與小圓肌（在肩關節處外轉）、肱二頭肌長頭（使手臂屈曲）、肱三頭肌（使肘關節伸直）；喙肱肌與胸大肌（使手臂屈曲並內收）。

利用重力把身體往下壓來進入這個體位，但為了避免受傷，身體不只是被動接受重力牽引，「伸展部位」裡提到的大部分肌肉，最後在某方面也會進行離心收縮以穩定身體。除此之外，某些肌肉也會進行向心收縮。

脊椎：伸脊肌（向心收縮）、「伸展部位」裡提到的所有肌肉（離心收縮）。

腿部：前腳：膕旁肌、臀大肌、腓腸肌與比目魚肌（離心收縮）；膝關節肌，或許還包括股四頭肌（向心收縮）。後腳：腰大肌、髂肌、股直肌、縫匠肌與闊筋膜張肌（離心收縮）。

伸展部位

脊椎：腹斜肌、腰小肌、腹直肌、胸廓前側的肋間肌、前側的頸長肌與垂直肌、舌骨上肌與舌骨下肌。

腿部：前腳：膕旁肌、臀大肌、梨狀肌、閉孔內肌與孖肌、臀中肌與臀小肌的後側肌纖維、腓腸肌、比目魚肌（或許還包括股方肌和閉孔外肌等旋轉肌）。後腳：腰大肌、髂肌、股直肌、縫匠肌、闊筋膜張肌、恥骨肌、內收長肌與內收短肌、股薄肌（後腳越往內轉，內收肌就越不受到拉力，也越不容易發生鼠蹊肌肉拉傷的現象）。

障礙及提醒

在這個困難的體位法裡，前腳／骨盆半側的前彎動作，會與後腳／骨盆半側的後仰動作聯合起來，讓脊椎難以在這兩個矛盾動作中維持平衡。

受到這種相反動作的影響，本式前彎動作的困難度會比雙腳合併前彎來得高，反之亦然，這是因為另一隻腳的反向動作會阻止脊椎屈曲或伸直。因此，下半身的所有動作都必須來自於薦髂關節、髖關節及腿部。

由於髖關節屈曲時的動作範圍通常比伸直時還大，因此後腳的動作會將脊椎拉成伸直狀態，這也是為什麼修習者常感覺前腳伸肌的受力比後腳屈肌還多。

從某方面來看，這是一種扣合姿勢，因為雙腳彼此受到牽制，而這也容易使身體較脆弱的部位（尤其是膕旁肌的附著點）過度活動。如果本式以被動的方式進行，這個問題就會變得更嚴重。

如果以較為主動的方式進行這個姿勢，並且留意伸展肌肉的離心收縮，本式的效果就能「延伸」到好幾個關節上，也就是一方面增加可活動關節的穩定度，另一方面增加固定關節的活動度。從神經肌肉的角度來看，這個離心收縮動作也會刺激負責牽張反射（stretch reflex）的肌梭，進而放鬆肌肉，讓它們被拉得更長。此外，以主動的方式使用拮抗肌（例如收縮股四頭肌）也會啟動「神經交互支配」（reciprocal innervation）的牽張反射作用，進一步刺激膕旁肌放鬆。

很多人在練習本式時，都傾向將後腳外轉，讓它「一路劈到底」，但這個做法會對腰椎及後腳的薦髂關節施加扭力，更別提後腳膝蓋所承受到的扭力。不僅如此，後腳的內收肌（內收長肌、內收短肌、恥骨肌與股薄肌）也會因為缺乏髂肌與腰大肌或股直肌的離心支撐，而受到更大壓力，結果就是鼠蹊過度伸展，平常過於緊繃的股直肌反而沒有得到應有的伸展。因此，我們在練習時必須更嚴謹，才能把這個姿勢做對，也才能為腿部及骨盆帶來更大保障。

呼吸

當我們能順暢呼吸，就知道自己做對了，因為在所有屈曲、伸直和轉動力量全部被化解，脊椎也能輕鬆伸直以前，呼吸通常是吃力且隨便的。練習本式時，強力建議使用瑜伽磚、瑜伽繩或毯子等輔助用具，可讓我們在不致過度干擾呼吸節奏的情況下，逐步達到練習目的。

龜式

英文：Turtle Pose

梵文名：*Kurmasana*（讀音：庫爾瑪撒那）

kurma＝龜

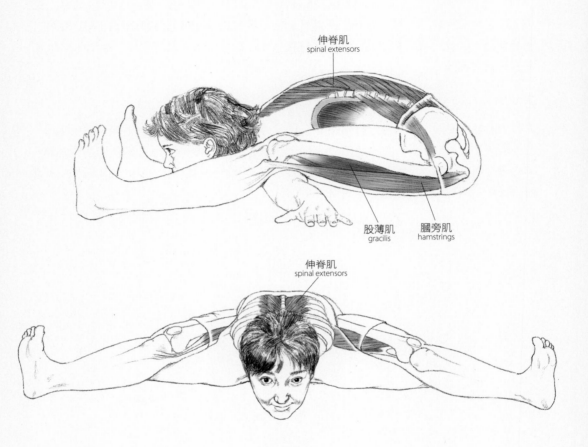

伸脊肌
spinal extensors

股薄肌
gracilis

膕旁肌
hamstrings

伸脊肌
spinal extensors

類型及難度

高階前彎坐姿。

重點關節動作

頸椎伸直；胸椎與腰椎屈曲，並試圖拉長；薦髂關節前傾；髖關節屈曲、外展、中立轉動；膝關節伸直；踝關節背屈；肩胛骨上提、下轉、外展，並試圖內收及側轉；肩關節側向外展並內轉；肘關節伸直；前臂旋前。

施力部位

利用重力把軀幹拉向地面。

伸脊肌可以抵抗手臂力量，增加髖關節的屈曲；拉長的脊椎會將手臂壓到腿部下方抵抗腿部，並且屈曲髖關節及膝關節，讓膕旁肌收縮，伸直髖關節；股廣肌也會幫助膝關節伸直。

菱形肌與斜方肌會被啟動，促使肩胛骨內收；後三角肌會將手臂壓到腿部下方抵抗腿部；肱二頭肌會抵制肘關節的過度伸直。

伸展部位

腿部（跟坐角式相近）：梨狀肌與臀大肌離心收縮，因為它們是髖關節伸肌；閉孔外肌與股方肌離心收縮，因為它們也是內收肌（在所有內收肌中，股薄肌尤其會因為膝關節伸直而得到伸展）；恥骨肌不會受到影響，因為髖關節是呈屈曲狀態。在膕旁肌部分，半腱肌與半膜肌尤其會因為腿部的外旋而被拉長。

脊椎：伸脊肌會被拉長，但仍然維持收縮狀態，隨著前彎幅度的加深，胸椎的伸直狀態會更明顯，伸脊肌在進入本式時，會先被伸展再收縮。除了伸脊肌，菱形肌也會先伸展後收縮，以便重新調整肩胛骨的位置。

障礙及提醒

當我們準備進入本式時，必須屈曲脊椎、外展肩胛骨、屈曲髖關節與膝關節，等到手臂插進腿部下方，就必須用相反的動作——伸直脊椎、內收肩胛骨、伸直膝關節，讓姿勢更加深入。

這種脊椎與肩胛骨的相反動作，表示某些肌肉（如伸脊肌與菱形肌）必須從極度伸展的狀態進入到收縮收態（對肌肉的向心收縮，是更有挑戰的姿勢）。

由於手臂受到腿部的壓制，因此這時很容易迫使動作傾向較脆弱的身體部位——脊椎可能會在腰部或胸部過度屈曲，膕旁肌在坐骨的附著點也可能過度伸展。

呼吸

當身體進入這個姿勢，橫隔膜會受到相當程度的壓迫，因此胸椎逐漸屈曲的動作，可視為一種試圖在胸腔重建呼吸空間的做法。

變化式：臥龜式

英文名：Reclining Turtle Pose

梵文名：*Supta Kurmasana*

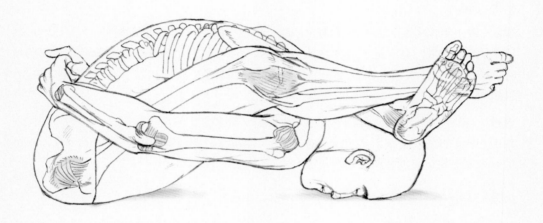

關節囊以藍色區塊表示

類型及難度

高階前彎坐姿。

重點關節動作

脊椎完全屈曲；薦髂關節前傾；髖關節屈曲、外轉、內收；膝關節屈曲；踝關節背屈；肩胛骨下轉、外展；肩關節內轉、伸直、內收；肘關節屈曲；左前臂旋前，右前臂旋後。

施力部位

重力，以及這個扣合姿勢的張拉整體結構（tensegrity）。

進入本式時，會用到屈脊肌（腰大肌、腹直肌、腹內斜肌與腹外斜肌）。

腿部：在閉孔外肌與股方肌（內收程度最大的旋轉肌）的協助下，內收長肌與內收短肌會進行外轉、屈曲及內收。

手臂：肩胛下肌（使肱骨內轉）、胸小肌（使肩胛骨下轉）、大圓肌（使手臂內轉並伸展）、後三角肌（使手臂伸展）、肱三頭肌長頭（使手臂伸展）。

伸展

膕旁肌、臀大肌（髖關節大幅度屈曲所致）；臀中肌與臀小肌（髖關節內收所致）；梨狀肌、閉孔內肌與孖肌（髖關節屈曲與內收所致）；內收大肌（髖關節外轉與屈曲所致）。

所有的伸脊肌都會進行伸展。

前三角肌、喙肱肌與胸大肌（手臂伸直所致）；斜方肌與菱形肌（肩胛骨外展所致）。

障礙及提醒

利用闊背肌協助手臂內轉及伸直，會妨礙脊椎屈曲，因為闊背肌也是伸脊肌之一。

本式很容易將過多的力量傳遞到脊椎、薦髂關節和肩關節前側（由於手臂扣合的關係），因此肩胛下肌在內轉肱骨時，也要防止肩關節突出。

當肩胛骨在胸廓上滑動的自由度越大，轉移到肩關節及其關節囊上的力量就會越小。

腿部在顱骨及頸椎後方的扣合姿勢，也會對這個區域產生潛在壓力，使頸後肌肉過度伸展，或者為了對抗腿部推力而過度使用肌肉。

如果脊椎其餘部位的活動度不夠，頸椎可能會為了讓腿部到位而過度屈曲，這是我們應該避免的事。

呼吸

好消息是，當我們進入這個扣合姿勢，腹肌就不需要做太多的事，它們可以放鬆地進行最熟悉的腹式呼吸，事實上這也是比較好的建議，因為當軀幹進入屈曲狀態，過多的腹部動作將會對原本脆弱的頸部帶來壓力。

大身印

英文名：The Great Seal

梵文名：*Mahamudra*（讀音：瑪哈穆爪）

maha ＝大的、有力的、強壯的；*mudra* ＝封住、關閉

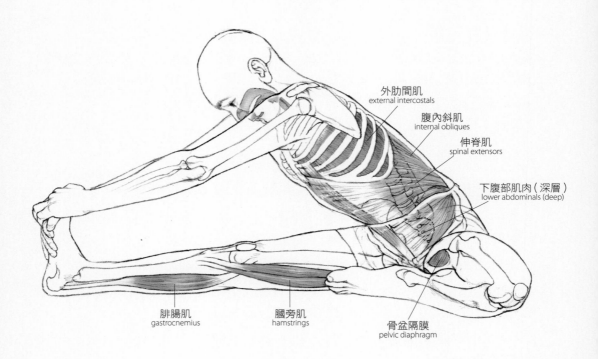

外肋間肌
external intercostals

腹內斜肌
internal obliques

伸脊肌
spinal extensors

下腹部肌肉（深層）
lower abdominals (deep)

腓腸肌
gastrocnemius

膕旁肌
hamstrings

骨盆隔膜
pelvic diaphragm

類型及難度

用於呼吸練習的高階坐姿。

重點關節動作

脊椎：寰枕關節屈曲、大量的縱向伸直、胸椎輕度軸心轉動（骨盆轉動所致）。伸直腿：
髖關節屈曲、內收、內轉；膝關節伸直；踝關節背屈。彎曲腿：髖關節屈曲、外展、外
轉；膝關節屈曲；踝關節蹠屈；足部旋後。肩膀與手臂：肩胛骨上轉、微幅外展、上提；
肩關節屈曲並內收；肘關節伸直；前臂旋前；腕關節中立伸直；為了對抗足部壓力，手
部及手指必須屈曲。

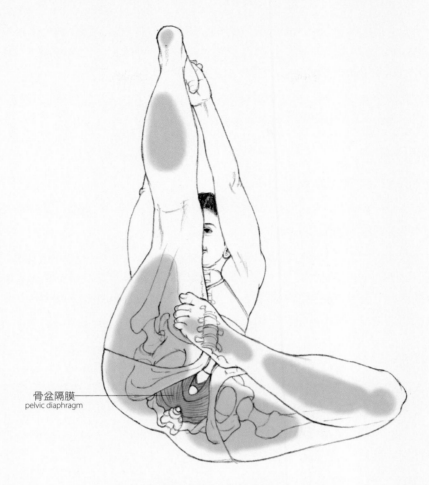

骨盆隔膜
pelvic diaphragm

藍色區域表示支撐基礎

施力部位

脊椎：伸脊肌會對抗重力的下拉，防止脊椎屈曲；伸直腿側的腹內斜肌會聯合彎曲腿側的腹外斜肌，將脊椎轉向伸直腿；彎曲腿的旋轉肌及多裂肌也會將脊椎轉向伸直腿。

鎖印：根鎖：下腹部深層肌肉（腹內斜肌、腹橫肌）及骨盆隔膜（提肛肌、尾骨肌）。臍鎖（胸廓上提）：外肋間肌、橫隔膜的肋纖維（維持胸廓底部周圍的大小）以及斜角肌（促使胸骨上提）。喉鎖：兩側的胸鎖乳突肌（讓脊椎上的顱骨屈曲，亦即收下巴）。

腿部：當身體處於這種角度（有別於手杖式的直角），重力會牽引髖關節屈曲，腰大肌與髂肌會加深並穩定髖關節的屈曲狀態。

伸直腿：內收大肌與恥骨肌（使腿部內轉並內收）；股廣肌會經由收縮促使膝關節伸直（希望不包括股直肌，因為它的動作在本式中會造成髖關節的壓迫感）。

彎曲腿：重力會促使薦骨前垂、髖關節屈曲；閉孔外肌、股方肌、梨狀肌、閉孔內肌與孖肌促使髖關節外轉；縫匠肌會產生髖關節屈曲和外轉，同時也會屈曲膝關節；膕旁肌促使膝關節屈曲；脛前肌促使踝關節屈曲、足部旋後。

手臂：前鋸肌使肩胛骨上轉；前三角肌與胸大肌促使手臂屈曲及內收；肱三頭肌使肘關節伸直；屈指淺肌、屈指深肌與手部的蚓狀肌抓握腳趾。

伸展部位

脊椎：後側枕骨下肌（離心收縮）、胸鎖乳突肌。

伸直腿：膕旁肌、臀大肌、梨狀肌、閉孔內肌、孖肌、部份臀中肌與臀小肌、腓腸肌、比目魚肌；離心收縮的膕肌會把膝蓋後側拉向地面。

彎曲腿：主要是內收大肌，因為它可幫助內轉、伸展及內收（與束角式相同）；內收長肌與內收短肌在外展時也會被拉長，因為它們負責腿部的屈曲及外轉；闊筋膜張肌會因為外轉而得到伸展，臀中肌與臀小肌的肌纖維也會因為髖關節的屈曲而得到伸展。

手臂：菱形肌、下斜方肌與闊背肌受到伸展。

障礙及提醒

大身印的支撐基礎與頭碰膝式非常相似，但也僅止於此，因為本式的脊椎大量縱向伸直主要是由三大鎖印（根鎖、臍鎖與喉鎖）輪流產生。

簡單來說，本式是前彎（腰椎與頸椎屈曲）、後仰（胸椎伸直）與扭轉（胸椎軸心轉動以及骨盆朝伸直腿轉動）三部分組合而成的體位法。

只要「伸展部位」裡提到的組織結構缺乏柔軟度，都會導致「施力部位」裡的肌肉過度活動，使得能量消耗過多、氧氣需求過大，讓鎖印很難維持下去。

呼吸

結合三大鎖印來正確執行本體位法，向來被認為是瑜伽呼吸法中的一項終極試煉，原因就是大身印會凍結各個體腔原本正常的呼吸運作：骨盆底肌群與腹肌得到強大的穩定力量、胸廓處於上提位置、肋椎關節因胸椎的扭轉無法活動、胸骨柄被斜角肌上提到靠近下巴。總而言之，大身印會迫使身體去尋找另一種異於常態的呼吸方式。

當所有常態、可見與外在的呼吸動作被固定住，某個蘊藏在系統核心深處的東西，勢必會透過一條新的通道進行運作，而在瑜伽文獻裡，這條通道通常就是指中脈（susumna）。

船式

英文名：Boat Pose

梵文名：*Navasana*（讀音：那瓦撒那）

nava ＝船

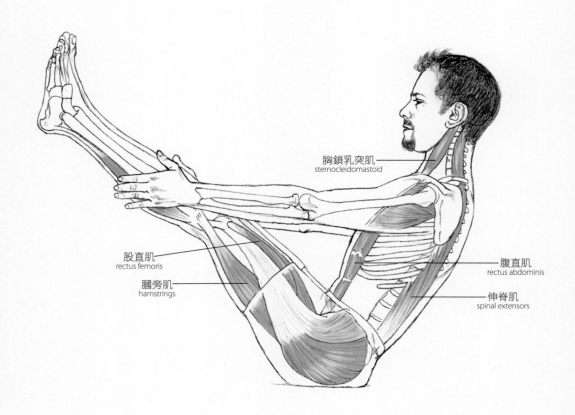

胸鎖乳突肌
sternocleidomastoid

股直肌
rectus femoris

膕旁肌
hamstrings

腹直肌
rectus abdominis

伸脊肌
spinal extensors

類型及難度

初階平衡坐姿（強化腹肌）。

重點關節動作

脊椎中立伸直且不屈曲；薦髂關節中立且不後翹；髖關節屈曲、內收、內轉；膝關節伸直；踝關節中立伸直；肩胛骨中立（如果手臂可伸直到肩膀的高度）；肩關節屈曲、側向內收並微幅外轉；前臂中立轉動。

施力部位

脊椎：腰大肌與伸脊肌會抗拒重力的牽引，使脊椎中立對齊；腹肌會離心收縮，使腰椎不會過度伸直，同時也會避免腹腔臟器因承受胸部及手臂重量而向前鼓起。

腿部：腰大肌與髂肌（使髖關節屈曲）、股直肌（使髖關節屈曲、膝蓋伸直）、股廣肌（使膝蓋伸直）、股薄肌與恥骨肌（使髖關節內收並屈曲）、闊筋膜張肌（協助屈曲及內轉）；縫匠肌（協助髖關節屈曲）。

手臂：前鋸肌與菱形肌（使肩胛骨維持在胸廓上）、棘下肌與小圓肌（使肱骨頭外轉）、喙肱肌與前三角肌（使肩關節屈曲並且側向內收）、肱三頭肌與肘後肌（使肘關節伸直）。

伸展部位

膕旁肌

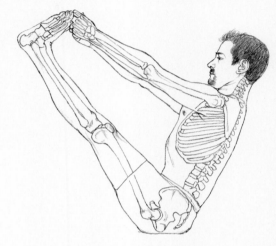

手臂伸長變化式

障礙及提醒

本式較具挑戰性的部分並不是姿勢本身，而是姿勢與重力之間的關係，如果將本式逆時針轉動45度，就成了手杖式的垂直坐姿（其挑戰性可想而知）。

在理想狀態下，本式所有的重量都應該由坐骨與尾骨共同分擔，而不該由薦骨全部承受，因為那樣會讓薦髂關節產生不穩定的後翹。

如果膕旁肌緊繃造成本式的障礙，身體就很難在雙腿伸直的情況維持平穩，在這個情況下，屈曲膝蓋讓脊椎維持中立會是個很好的選擇。

相較於使脊椎屈曲、伸直或轉動，費力維持脊椎中立的練習是很有意思的挑戰。

本式常被用來強化腹肌，事實上也是如此，但腹肌在本式中並沒有承擔身體重量，而是幫助調節腰大肌與髂肌負責執行的髖關節屈曲動作，因此如果腰肌難以運作，股直肌或闊筋膜張肌就可能會過度使用。

屈曲膝蓋可以縮短下半身槓桿力臂、減輕本式的困難度，同樣的，將手臂高舉也會因為增長槓桿力臂，而增加本式的難度。

呼吸

為了維持身體的穩定與平衡，本式的呼吸模式必須非常節制與集中，我們只要嘗試用腹部進行深呼吸，就能明白這點的重要性。

第6章

跪姿

當身體成跪姿時，重量會落在膝蓋、小腿及腳的某些部位。

跪姿可以讓身體重心更靠近地面，在從事某些活動時（例如種花）減輕脊椎負擔。但如果稍有不慎，還是會對膝關節造成壓力。

跪姿也有降低自身地位以表示順從與敬拜之意，這或許是因為當一個人跪在地上，他就失去了防禦和逃跑的能力，因此即使是君王或埃及法老尊貴的立像，只要做出這種姿勢，氣勢也會變得柔和。

在瑜伽訓練裡，跪姿通常用來協助打開髖關節與膝關節，當身體重量從腿和腳上移開，骨盆肌肉的附著點就能得到伸展，因為它們再也不必在離地較高的情況下平衡身體重量。

除此以外，跪姿還能提供穩固的基礎，讓重心往上提升，幫助脊椎充分伸直，這點在駱駝式及鴿式（kapotasana）等體位法上最能展現出來。

嬰兒式經常被拿來跟大範圍脊椎伸直做對照，這個跪姿能幫助脊椎產生輕微且平均的屈曲，並且降低身體重心。

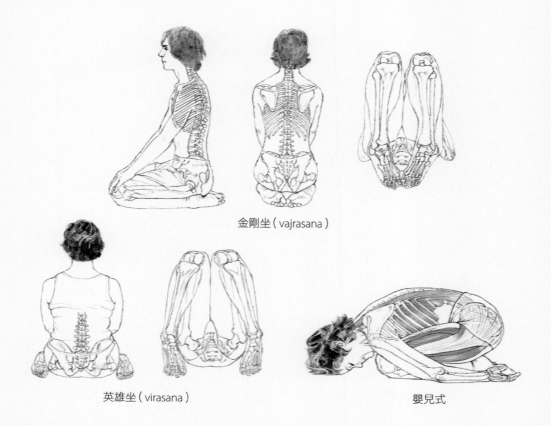

金剛坐（vajrasana）

英雄坐（virasana）

嬰兒式

臥英雄式

英文名：Reclining Hero Pose

梵文名：*Supta Virasana*（讀音：速普他－腓拉撒那）

supta ＝斜靠、躺下睡覺；*vira* ＝勇敢或著名的人物、英雄、首領

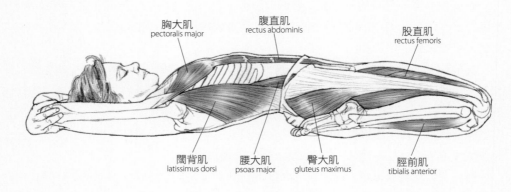

胸大肌
pectoralis major

腹直肌
rectus abdominis

股直肌
rectus femoris

闊背肌
latissimus dorsi

腰大肌
psoas major

臀大肌
gluteus maximus

脛前肌
tibialis anterior

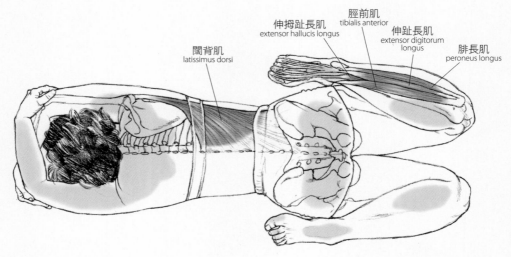

伸拇趾長肌
extensor hallucis longus

脛前肌
tibialis anterior

伸趾長肌
extensor digitorum longus

腓長肌
peroneus longus

闊背肌
latissimus dorsi

類型及難度

中階臥式鼠蹊伸展跪姿。

重點關節動作

脊椎縱向伸直（完全進入本式時）；薦髂關節後翹；髖關節伸直、內轉並內收；膝關節屈曲、脛骨內轉；踝關節蹠屈；肩胛骨上轉、外展、上提；肩關節屈曲並外轉；肘關節屈曲。

施力部位

臥英雄式是一種盡量放鬆身體、由重力去牽引髖部撐開的體位。在本式中，下腹部肌肉的收縮可以幫助伸展腰大肌，並且防止腰椎過度伸直。

伸展部位

腹直肌、腰大肌（剛開始是下側，最後是上側）、髂肌、股直肌、縫匠肌，或許還包括闊筋膜張肌、臀中肌與臀小肌；股廣肌、脛前肌、伸趾長肌、伸拇趾長肌；梨狀肌、孖肌、閉孔內肌（因為內轉與內收）；內收長肌與內收短肌（因為內轉及伸展）；恥骨肌（因為髖關節伸直）。

障礙及提醒

本式的手臂姿勢有多種變化：置於身體兩側、往頭部伸直，或是以手肘支撐地面（適合柔軟度較差者）。如果闊背肌很緊繃，手臂高舉至頭部可能會造成脊椎過度伸直，因為闊背肌有一端的肌肉附著點是在下背部。

對大多數人而言，髖關節在內轉狀態的伸直動作比在外轉狀態的伸直動作還要有挑戰性，因此本式也會「迫使」骨盆忠實反映出鼠蹊真正打開的程度。本式剛開始很容易被當成脊椎伸直姿勢來進行，因為身體的重量會將雙腿限制在內轉的狀態下，尤其在髖關節屈肌緊繃的時候。

如果髖關節屈肌緊繃，導致修習者勉強把身體往下壓，這股力量會傳達到下背部或膝關節。在這兩種情況下，身體都應該得到適度支撐，以便讓脊椎獲得最大的伸直，此時能不能貼地並沒有那麼重要。

由於本式會對膝關節帶來風險，因此維持足部的活動並避免旋後，是讓膝關節維持完整的關鍵。練習本式對坐骨神經痛與下背痛患者有絕佳幫助，但進行髖部的內轉及伸直時要更加謹慎，因為如果動作錯誤，下背痛會更加劇烈。

呼吸

腰肌與腹壁肌肉若是緊繃，便會對腹腔後側與前側帶來壓力，尤其是以腹肌收縮拉直腰椎弧度的時候，會更加劇這種情況。因此本式的呼吸形態會以增加或減少腹壓力的動作進行。

把注意力放在胸廓底部的胸腔呼吸動作，有助於維持上半部脊椎及肩帶的靈活；把注意力放在骨盆底肌群的呼吸動作，則有助於放鬆髖關節及鼠蹊部和臀部的肌肉。

嬰兒式（胎兒式）

英文名：Child's Pose（Embryo Pose）

梵文名：*Balasana*（讀音：巴拉撒那）

bala ＝年幼的、童稚的、未成熟或未發展完全的

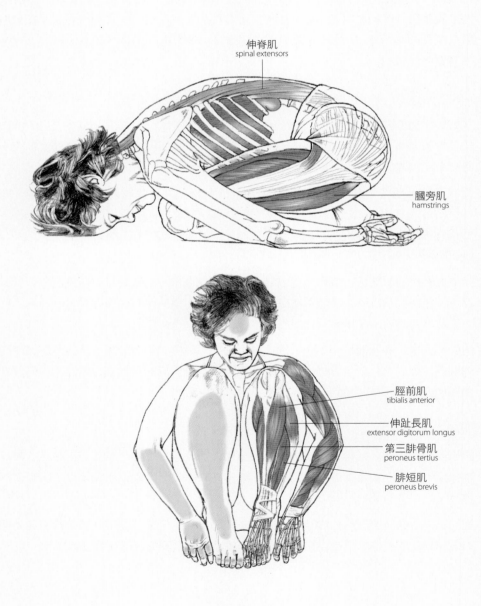

伸脊肌
spinal extensors

膕旁肌
hamstrings

脛前肌
tibialis anterior

伸趾長肌
extensor digitorum longus

第三腓骨肌
peroneus tertius

腓短肌
peroneus brevis

類型及難度

初階前彎跪姿。

重點關節動作

脊椎完全屈曲（頸部或許會微幅伸直，視頭部位置或頸部長度而定）；髖關節屈曲、中立轉動、內收；膝關節屈曲；踝關節蹠屈；肩胛骨外展並下轉；肩關節內轉；肘關節伸直；前臂旋前。

施力部位

利用重力牽引上半身大幅度前彎。

伸展部位

本式最大的挑戰，是讓坐骨碰到腳跟以及讓額頭貼地。為了做到這點，許多肌肉都得拉長，包括：伸脊肌、臀大肌、梨狀肌與其他旋轉肌、膕旁肌、臀中肌與臀小肌（因為髖關節內收）、脛前肌、第三腓骨肌、伸趾長肌與伸趾短肌、足部的伸拇趾長肌與伸拇趾短肌。

障礙及提醒

本式可以有數種變化，包括兩膝拉開（髖關節外展）以增加脊椎中立伸直的程度，並給予腹部更大空間；手臂上舉至頭部或雙手向後握緊腳跟；額頭靠在交叉的手臂上，將頭轉向一側。

髖關節前端有時會壓迫，那是因為上半身被髖關節屈肌往下拉到大腿，而不是受到重力的牽引，此時利用輔助工具能幫助身體放鬆。

如果腳趾的伸肌緊繃或者足部骨骼活動度減少，足背會出現緊繃感。此外，足部內在肌群若肌力不足，在進行本式以及金剛坐、英雄坐等類似姿勢時，通常會導致抽筋。

呼吸

由於髖關節完全屈曲或內收，軀幹正面也俯靠在大腿上面，因此大幅限制了腹部及胸廓前側的呼吸動作，進而迫使腰部與胸廓後側的呼吸動作增加，因此當這些部位緊繃時，常會讓人感到無法呼吸。

駱駝式

英文名：Camel Pose

梵文名：*Ustrasana*（讀音：烏序爪撒那）

ustra ＝駱駝

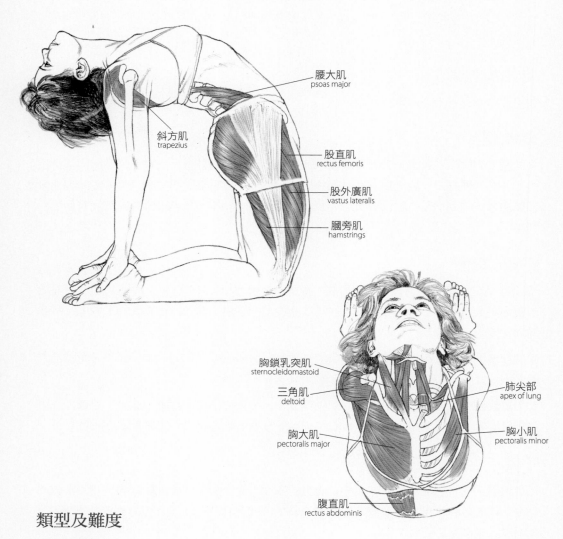

腰大肌
psoas major

斜方肌
trapezius

股直肌
rectus femoris

股外廣肌
vastus lateralis

膕旁肌
hamstrings

胸鎖乳突肌
sternocleidomastoid

三角肌
deltoid

胸大肌
pectoralis major

肺尖部
apex of lung

胸小肌
pectoralis minor

腹直肌
rectus abdominis

類型及難度

初階後仰跪姿。

重點關節動作

脊椎伸直；髖關節伸直並內轉；膝關節屈曲；肩胛骨下轉、內收、上提：手臂外轉、伸直、內收；肘關節伸直。

施力部位

利用重力的牽引使軀幹成後仰狀態，這點可由手臂的動作及屈脊肌的離心收縮來確認。

手臂：肱三頭肌（伸展肩關節及肘關節）、斜方肌與菱形肌（內收肩胛骨）、後三角肌與大圓肌（伸展肩關節，同時肩胛下肌會保護肩關節前方）。

脊椎：在頸椎部分，頸部前側肌肉（頭長肌、頸長肌、頭直肌、舌骨上肌與舌骨下肌）離心收縮以支撐頭部；同樣透過離心收縮支撐腰椎的則有腹直肌、腹斜肌（尤其腹外斜肌）、肋間肌、肋骨下肌、髂肌、腰大肌與腰小肌。

腿部：股直肌離心收縮，抵抗骨盆後移的重量；股廣肌向心收縮，以便將小腿壓向地面；膕旁肌與內收大肌也是向心收縮（主要用於穩定膝關節及髖關節）。

伸展部位

手臂：胸大肌與胸小肌、喙肱肌、肱二頭肌與前三角肌都會得到伸展。

脊椎：在頸椎部分，上列的頸部前側肌肉都會在伸展狀態下進行收縮，但胸鎖乳突肌應該要處於伸展且放鬆的狀態，以免顱骨底部往第一節頸椎與第二節頸椎壓擠。斜角肌也會對脊椎前側和呼吸提供支撐力（後面會再討論）。在胸腔部分，內肋間肌會因為胸廓的擴張而得到伸展，斜角肌（肋間肌延續到顱骨的部分）也是一樣。

障礙及提醒

在進行駱駝式時，建議將腿部輕微內轉，使薦髂關節維持穩定，這將有利於髖關節與脊椎在薦髂關節後翹的情況下伸直（也就是當腰背部有所感覺時的狀態）。

本式最大的挑戰，是讓頸椎下端和胸椎上端的脊椎得到良好伸直，因此你可以藉助頸椎前方深層肌肉的離心收縮來穩定頭部重量，使胸鎖乳突肌得到放鬆。另外，大多數人在練習本式時，上斜方肌都會像置物架那樣為頭部提供部分支撐。

駱駝式可以讓消化系統得到強大的伸展，尤其是食道。

呼吸

在駱駝式中，胸腔結構會一直維持在「吸氣」位置，腹壁也會被拉長，導致「正常」的呼吸能力降低，因此祕訣就是尋求深層肌肉系統的支持，以減少更多的淺層肌肉的施力，而你也會比較容易注意到頭部淺層肌群中，最內層的那條肌肉（斜角肌）與肺尖部（懸吊於斜角肌內緣）呼吸動作之間的有趣互動關係。

單腿鴿王式

英文名：One-Legged Royal Pigeon Pose

梵文名：*Eka Pada Rajakapotasana*（讀音：埃卡－帕達－拉賈卡普他撒那）

eka ＝一；*pada* ＝足、腿；*raja* ＝國王、國王的；*kapota* ＝鳩、鴿

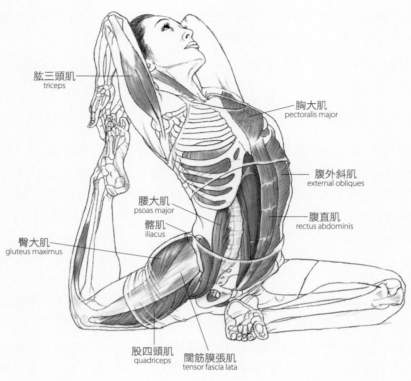

肱三頭肌
triceps

胸大肌
pectoralis major

腹外斜肌
external obliques

腰大肌
psoas major

髂肌
iliacus

腹直肌
rectus abdominis

臀大肌
gluteus maximus

股四頭肌
quadriceps

闊筋膜張肌
tensor fascia lata

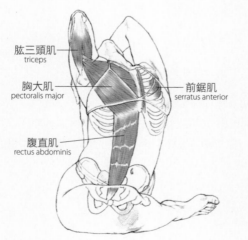

肱三頭肌
triceps

胸大肌
pectoralis major

前鋸肌
serratus anterior

腹直肌
rectus abdominis

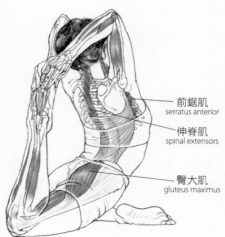

前鋸肌
serratus anterior

伸脊肌
spinal extensors

臀大肌
gluteus maximus

類型及難度

高階後仰跪姿。

由於本式的起始動作是跪姿，因此被歸類為跪姿體位法，但事實上它的支撐基礎並不是跪姿，而是由前腿後側面以及後腿前側面組成的獨特支撐面。另一個採用相同支撐基礎但將兩膝伸直的姿勢，是猴神哈努曼式。

重點關節動作

脊椎伸直。前腳：薦骨前垂；髖關節屈曲、外轉並外展；膝關節屈曲、踝關節及足部旋後。後腳：薦骨後翹、髖關節伸直、內轉並內收；膝關節屈曲；踝關節蹠屈。

施力部位

脊椎：伸脊肌收縮，產生後仰動作；伸脊肌與腹斜肌收縮，讓身體維持平衡並面向前方；脊椎的動作跟舞王式（見第四章）非常相似，只有重力的牽引程度稍微不同（可能因為骨盆前傾的程度較小，因此後腳髖關節的動作較大）。

後腳：與舞王式相同；內轉與伸展後腳髖關節的動作將關節囊拉到最緊。

手臂：與舞王式相同。

前腳：受重力牽引。膕旁肌、臀大肌與腓骨肌會離心收縮並壓向地面，維持姿勢挺立。

伸展部位

當前腳外展，旋轉肌的伸展幅度通常會縮小，雖然閉孔外肌與股方肌在此時會得到微幅伸展；但膕旁肌會出現較多的伸展感，即使膝關節處於屈曲狀態。

當前腳內收，髖關節的屈曲與內收主要會拉長梨狀肌、閉孔內肌和孖肌，其次是閉孔外肌與股方肌。

當前腳的膝關節有較大的伸直（膝蓋屈曲接近90度），髖關節的轉動會更為劇烈，這點可以透過臀中肌與臀小肌、內收大肌或內收長肌感覺出來。這個動作會對膝蓋產生較大的壓力，尤其當髖關節的活動度不佳、膝關節又成90度屈曲，它會更容易受到扭轉力的傷害。足部和踝關節的動作可以幫助穩定並保護膝關節。

障礙及提醒

本式的重點是維持姿勢挺立，骨盆底肌群、膕旁肌與臀肌應該離心收縮，以便將重力分散到整個支撐基礎，而不是讓它落在膕旁肌附著點或膝關節。

就跟所有體位法一樣（尤其是較為複雜的姿勢），本式會隨著每位修習者在肌力、平衡感和活動度上的差異，而出現各式各樣不同的體驗。

變化式：前彎式

英文名：Folded Forward

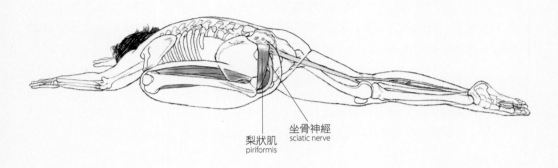

梨狀肌
piriformis

坐骨神經
sciatic nerve

本變化式中，髖關節的深度屈曲以及身體重量對前腳造成的負荷，一方面會強化前腳膕旁肌的動作，另一方面會縮減後腳髖關節與脊椎的動作。藉由前腳的內收，梨狀肌也會進入伸展狀態。

本式可能是最常被用來伸展梨狀肌的體位法，由於這條名氣響亮的肌肉就橫跨在「坐骨神經」這條人體最大神經的上方，因此當它處於緊張狀態，就會引發坐骨神經痛。

與完全鴿式（支撐基礎較為主動）不同的是，本變化式是較被動、放鬆的體位，可以減少梨狀肌張力。此外，由於梨狀肌是穩定髖關節的深層肌肉，因此必須持續伸展一分鐘以上，才能讓它降低肌梭反射（spindle reflex）並真正開始拉長，而在肌梭放鬆之前，身體的感覺主要來自肌肉抗拒伸展的過程（為了防止拉傷）。從下方向上仰視本式，你可以清楚看到坐骨神經在本式中也獲得了伸展。

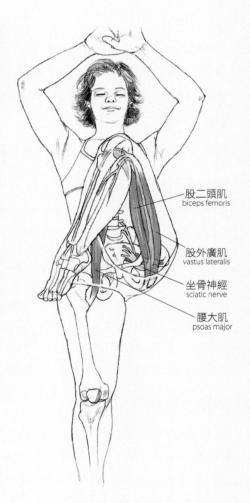

股二頭肌
biceps femoris

股外廣肌
vastus lateralis

坐骨神經
sciatic nerve

腰大肌
psoas major

前彎變化式

這些插圖表示在下列狀況時，坐骨神經與梨狀肌之間的關係：

1. 髖關節中立位置（如圖a）

2. 外轉及外展，這會縮短梨狀肌（如圖b）。

3. 髖關節屈曲，梨狀肌及其他外轉肌開始伸展（如圖c）。

4. 髖關節屈曲並且內收，梨狀肌得到最大的伸展，坐骨神經也得到伸展（如圖d）。

當你以跪姿進入這個伸展式，髖關節已經處於屈曲狀態，接下來它會在最大屈曲時開始外轉，並且在身體重量落下之前進入內收狀態。如同先前提過的，把膝關節拉開成90度會大幅增加作用在髖關節的扭力並給旋轉肌更大的伸展度，但也會對膝關節帶來更大風險。

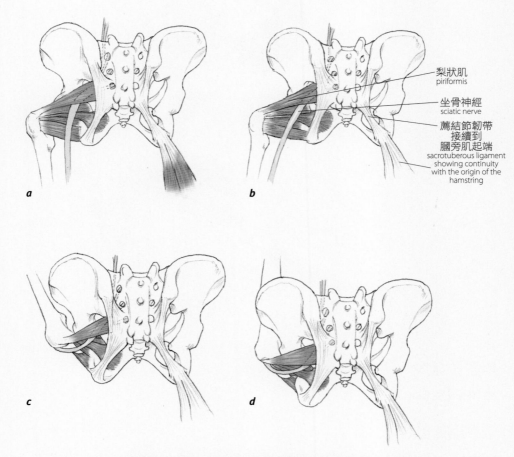

髖關節、坐骨神經及梨狀肌在鴿式前彎變化式中的四種位置：
（a）中立（b）外轉（c）外轉並屈曲（d）外轉、屈曲並內收。

門閂式

英文名：Gate-Latch Pose

梵文名：*Parighasana*（讀音：帕里嘎撒那）

parigha＝門閂用的鐵桿

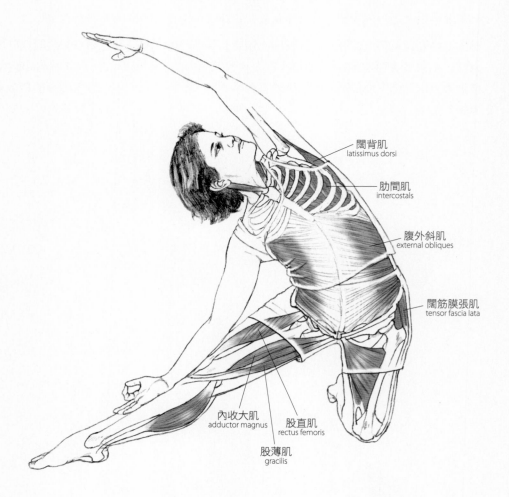

闊背肌
latissimus dorsi

肋間肌
intercostals

腹外斜肌
external obliques

闊筋膜張肌
tensor fascia lata

內收大肌
adductor magnus

股直肌
rectus femoris

股薄肌
gracilis

類型及難度

初階側彎跪姿。

重點關節動作

脊椎側向屈曲（還包括些微轉動，以維持脊椎骨中立）、頸椎轉動並伸直、薦髂關節中立。
跪立腿：髖關節中立伸直、內收、內轉；膝關節屈曲；右踝關節背屈（往下壓，以維持
身體平衡）。伸直腿：髖關節屈曲、外轉、外展；膝關節伸直；踝關節蹠屈。上側手臂：

肩胛骨上轉、上提；肩關節外轉、上抬、屈曲；肘關節伸直；前臂旋後。下側手臂：肩胛骨中立、肩關節外轉、前臂旋後。

施力部位

脊椎：重力將軀幹拉向地面，使身體朝上那側（拉長的一側）的腹外斜肌被拉長並做離心收縮；上側腹內斜肌與下側腹外斜肌向心收縮，防止軀幹前面轉向伸直腿。

腿部：伸直腿：縫匠肌、梨狀肌、孖肌與閉孔內肌來幫助腿部轉動與外展；膕旁肌與梨狀肌收縮，支持髖關節凹陷或避免膝關節的過度伸直；比目魚肌與足部內在肌群收縮，以便讓腳趾貼向地面。跪立腿：臀中肌與臀小肌離心收縮，防止髖關節過度側移；內收大肌會維持內轉及髖關節伸直，而且股四頭肌會施力，伸直膝關節和踝關節背屈讓小腿抵住地面，維持身體平衡。

手臂：上側手臂：前鋸肌（外展並上轉肩胛骨）、棘下肌與大圓肌（外轉肩關節）、三角肌（將手臂上抬）。下側手臂大部分都處於休息狀態。

伸展部位

軀幹上側：菱形肌、闊背肌、肱三頭肌長頭、肋間肌、腰方肌、腹外斜肌與腹內斜肌、臀中肌與臀小肌、闊筋膜張肌、臀大肌、股直肌、髂肌以及跪立腿的腰肌。

伸直腿：膕旁肌、股薄肌、內收大肌。

障礙及提醒

受到脊椎骨的小關節面以及肌肉螺旋狀排列的影響，脊椎在進行側向屈曲時通常會伴隨著轉動，為了讓本式保有純粹的側向屈曲，胸廓必須反向轉動，讓朝上的肋骨往後轉、朝下的肋骨往前轉，因為軀幹朝上的腹內斜肌以及朝下的腹外斜肌必須收縮。

另外，如果跪立腿的髖部外側肌肉（包括闊筋膜張肌、臀中肌，或許還有臀小肌）出現緊繃感，該側的髖關節將會屈曲，而無法完全內收，因此跪立腿側的髖關節應該維持伸直（透過內收大肌以及膕旁肌），以防止這種現象發生。

如果闊背肌緊繃，手臂在高舉過頭時可能會將胸廓往前推（壓迫浮肋並阻礙呼吸）或將肩胛骨往下拉（即使在手臂上舉的情況下），進而導致肱二頭肌或棘上肌肌腱在肩峰發生夾擠。此時只要將上側手臂彎到後背，便可消除這層顧慮，並且讓自己繼續專注在軀幹動作上。

呼吸

本式究竟會對橫隔膜的哪一側（伸展的上側，或受擠壓的下側）可產生較大的位移？如果換邊練習，答案還是一樣嗎？請自己探索看看。

獅子式

英文名：Lion Pose

梵文名：*Simhasana*（讀音：西姆哈撒那）

simha＝獅子

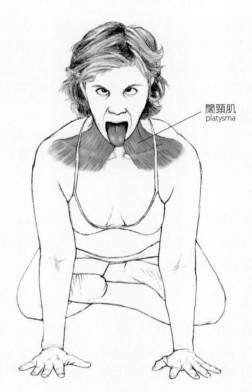

闊頸肌
platysma

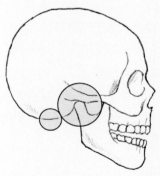

顳顎關節是顱骨的重力中心點，
寰枕關節則是它的支撐基礎。

類型及難度

初階下頜伸展跪姿。

重點關節動作

寰枕關節屈曲；脊椎中立伸直；眼珠內收並往上看。

施力部位

伸舌頭的動作會提高舌骨、活化消化系統，並牽動舌肌、胸骨、恥骨和骨盆底肌群。

強大的呼氣動作（獅子吼）會啟動橫隔膜、骨盆隔膜與聲帶這三道隔膜；闊頸肌在本式中也會收縮；眼睛的上直肌與內直肌也會收縮，讓眼珠可以注視內側及上方。

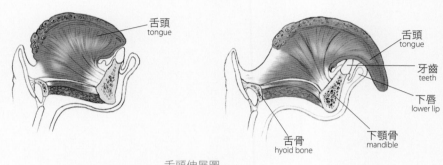

舌頭伸展圖

伸展部位

下顎肌肉：顳肌、嚼肌、外翼肌與內翼肌、舌頭。

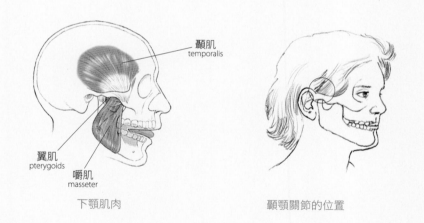

下顎肌肉   顳顎關節的位置

提醒

獅子式可以刺激並放鬆平時經常受到忽略的肌肉。舌頭與下顎可視為位於頸部前面的結構，因此頸部的緊繃通常也跟這些構造的張力有關。除此以外，本式還可以調節位於下顎前側平淺的矩形狀闊頸肌的張力。撇開美容上的好處不談（闊頸肌的力量若是不足，會導致下顎皮膚鬆弛），刻意收縮這塊肌肉可以增強它在吸氣時的放鬆能力。

本式也可改用跪姿進行。

第7章

仰臥姿

在英文裡，supine 意指身體正面朝上仰臥，跟它相反的是 prone，也就是身體正面朝下俯臥。同樣的道理，supination 是指把手部、足部或四肢上轉，pronation 是指把它們下轉。

有趣的是，如果追溯到這兩個字的拉丁文起源，*supinus* 的意思是往後傾，*pronus* 的意思是往前傾，這剛好跟仰臥和俯臥可能做到的動作相反：在仰臥姿勢裡，身體只可能往前傾（脊椎屈曲），在俯臥姿勢裡，身體只可能往後傾（脊椎伸直）。

在站姿中，最具代表性的是山式及站立祈禱式，而仰臥姿勢最典型的就是攤屍式。在這個姿勢裡，身體背面會成為支撐基礎，而所有的姿勢肌在與重力不斷互動的過程中，都能得到休息與放鬆。

攤屍式的重心點最低，它不僅是所有仰臥體位法的起始動作，通常也是終止動作。由於身體在仰臥時不必施力以維持穩定，因此從定義上來看，這類體位法大多是「*langhana*」（見第16頁，意指能量消減），然後隨著重心上移逐漸偏向「*brahmana*」（意指能量增加）。

當身體從仰臥姿勢進入其他體位法，前側的肌肉系統會受到啟動，因此許多強化腹肌的練習會從這個姿勢開始。

攤屍式

英文名：Corpse Pose

梵文名：*Savasana*（讀音：撒瓦撒那）

sava ＝屍體

本式又稱為大休息式，有時也稱做死亡式（death pose），梵文為 *Mrtasana*（姆利塔撒那），其中 *mrta* 意指死亡。

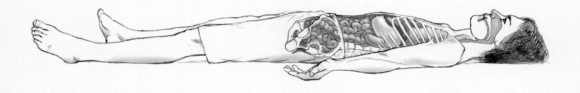

類型及難度

極初階或極高階，視情況而定。

運作重點

重力作用以及精神的集中。

攤屍式據說是最容易執行但最不容易精通的體位法。就算我們已經在其他體位法中透過某些技巧加強了平衡、力量或柔軟度，但要完全釋放身體各部位和精神上的緊張，恐怕都還是瑜伽修習者所面臨的最大考驗。

解剖學重點

原發性與繼發性弧度

在本式中，身體與地面完全接觸並承受重量的部位，就是原發性弧度。這些部位包括跟骨、腓腸肌、膕旁肌、臀大肌、薦骨、胸椎與枕骨這些肌肉和骨骼的背側。

繼發性弧度則是身體未與地面接觸的部位，明確地說就是跟腱、膝關節、腰部和頸椎的背側。

至於手臂與地面的接觸點，則會因為每個人上半身結構（尤其是肘關節）的形狀不同而有很大的差異。

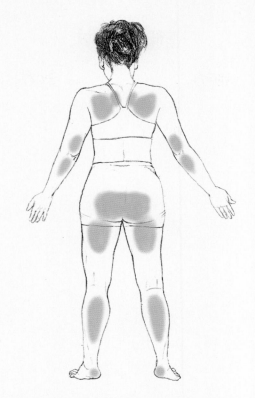

藍色區塊表示身體承受重量的部位，包括原發性弧度。

對稱性

很多人在做攤屍式時，從來沒有徹底放鬆，原因是他們執著於把身體調整成完全對稱的形狀。事實上，以視覺來調整身體的對稱性，是跟身體動覺或本體感覺的回饋互相牴觸的。換句話說，視覺上的對稱並不等於感覺上的對稱。

人體天生就是不對稱的，因此我們必須對這個事實做出某種程度的妥協，才能進入心理和生理上的深度放鬆狀態。如果我們想要徹底放鬆，就必須如實接受身體本來的面貌，而不是我們期望的樣子。

呼吸

有意識的深度放鬆，跟睡眠相當不同，這是本式中常會有的體驗。在攤屍式裡，身體完全處於休息狀態，新陳代謝不需對抗重力，因此修習者可以從事最困難的呼吸練習：有意識（但非刻意控制）進行呼吸運動。

一般而言，當我們可以感覺到自己在呼吸，某種程度而言就是在改變它的自然節奏；一旦我們沒有感覺到自己在呼吸，它就會受制於自主訊號和下意識習慣。讓主動知覺以及向自然呼吸節奏屈服同時進行，可以強烈體認到真正的屈服其實是意志的行動。

雙腿支撐式

英文名：Two-Legged Table

梵文名：*Dwi Pada Pitham*（讀音：德維－帕達－皮特姆）

dwi＝二；*pada*＝足部；*pitham*＝凳子、座位、椅子、長椅

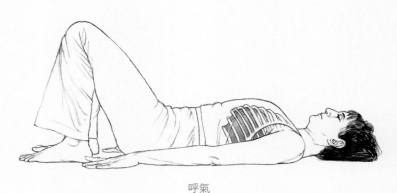

呼氣

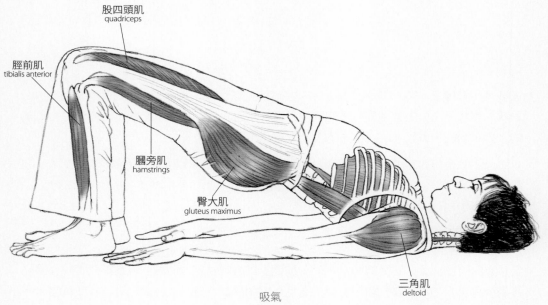

股四頭肌
quadriceps

脛前肌
tibialis anterior

膕旁肌
hamstrings

臀大肌
gluteus maximus

三角肌
deltoid

吸氣

類型及難度

初階連續仰臥姿勢。

除了手臂姿勢以外，本式的肌肉、脊椎以及關節動作，看起來都跟本章稍後會介紹的橋式相同。

橋式跟雙腿支撐式的主要差別在於雙腿支撐式屬於串連瑜伽，也就是配合吸氣和呼氣所進行的動態動作。

這個體位法練習很簡單但用途很多，不僅可藉由多種方式釋放脊椎及呼吸構造的張力，也有助於平衡橋式及向上弓式（又名輪式，見第九章）同樣會出現的腿部及髖關節動作。

呼吸

本式通常是在吸氣時上抬脊椎，在呼氣時放下脊椎。但改變這個模式也可以得到不同效果，例如說，我們只要在呼氣後屏息（external retention，梵文 *bhaya kumbaka*）並放下脊椎，就可以輕易啟動三大鎖印，因為在呼氣之後短暫的屏息時間裡放下脊椎，並促使骨盆底肌群及腹腔的器官自然向壓力較小的胸椎移動。接下來的吸氣動作，則可以使骨盆底肌群大幅向下放鬆，讓這個經常緊張的部位明顯感覺到釋放。

膝碰胸式

英文名：Knees-to-Chest Pose

梵文名：*Apanasana*（讀音：阿潘那撒那）

apana ＝可將廢物排出身體系統的生命氣（下行氣）

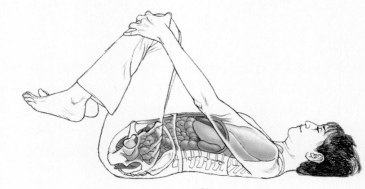

呼氣

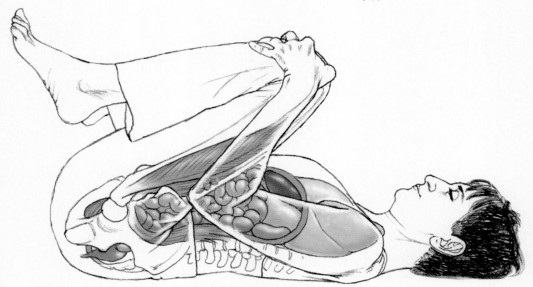

吸氣

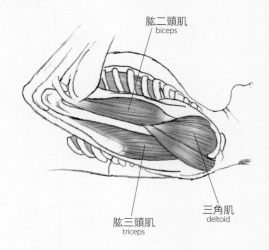

肱二頭肌
biceps

肱三頭肌
triceps

三角肌
deltoid

膝碰胸式是另一個簡單的練習，能直接將呼吸與身體動作連結起來，是「瑜伽治療」裡相當重要的工具。在膝蓋被拉向身體、進行呼氣動作時，它能促使橫隔膜放鬆並上移。在傳統方式裡，這個動作純粹靠腹部與髖關節屈肌進行，手臂只是「跟著動」而已，但如果把腹部與髖關節屈肌放鬆，靠手臂把大腿壓向腹部，加深呼氣的程度，也可以讓人體驗到有趣的差異。

由於下背部的緊繃多半是橫隔膜張力所引起的，因此膝碰胸式是幫助下背部放鬆一個最簡單也最有效的方式。它可以給腹肌更多隔膜端的「空間」，提供姿勢上的支撐。

總括來說，雙腿支撐式與膝碰胸式是一組對照動作，可以大幅改善某些健康上的困擾。

倒箭式

英文名：Inverted Pose

梵文名：*Viparita Karani Asana*（讀音：維帕瑞他－卡拉尼－阿撒那）

viparita ＝倒轉的、反向的；*karani* ＝做、行動

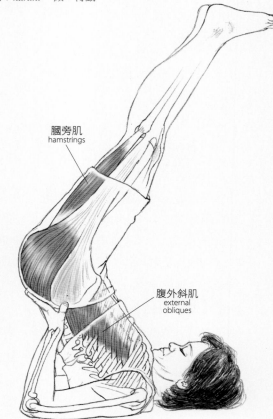

膕旁肌
hamstrings

腹外斜肌
external
obliques

類型及難度

初階倒立仰臥姿勢。

重點關節動作

頸椎與上胸椎屈曲；下胸椎及腰椎伸
直；髖關節屈曲、內收、內轉；膝關
節伸直；踝關節中立伸直；肩胛骨內
收、下轉、上提；肩關節外轉、伸直、
內收；肘關節屈曲；前臂旋後；
腕關節伸直（背屈）。

施力部位

脊椎：腰小肌、腹斜肌、腹直肌與腹橫肌離心收縮，以對抗重力；胸廓前側肌群，對抗
下半身的重量。

腿部：恥骨肌，用於內收、屈曲並內轉腿部；內收大肌，用於內收及內轉；闊筋膜張肌
可能也會幫助腿部內轉及屈曲；股廣肌，用於伸直膝關節。

肩膀：菱形肌，用於內收肩胛骨；提肩胛肌，用於上提肩胛骨（在本式中是把肩胛骨壓
向地面）並且將肩胛骨下角內轉（促使肩關節盂窩朝下）；斜方肌，用於內收、上提並將
肩胛骨下角內轉。胸小肌也會施力，以便下轉肩胛骨（肩胛骨內收得越多，胸小肌的作
用越少）。

手臂：棘下肌與小圓肌，促使肱骨頭外轉；肩胛下肌與喙肱肌離心收縮，保護肩關節避免前凸；肱三頭肌長頭與大圓肌，用以伸直肩膀並內收手臂；後三角肌，用於伸直並外轉手臂；肱二頭肌與肱肌，促使肘關節屈曲及前臂旋後；橈側屈腕肌、尺側屈腕肌、屈指淺肌與屈指深肌離心收縮，支撐骨盆重量。

伸展部位

腹肌隨著離心收縮而伸展、胸廓前側肌肉。

腿部：膕旁肌、腓腸肌與比目魚肌可能會感到輕微伸展。

肩膀：前鋸肌、喙肱肌、胸大肌，或許包括胸小肌（視上胸廓和肩胛骨之間的角度而定）。

手臂：前臂與手部屈肌離心收縮並伸展，以支撐骨盆及腿部重量。

障礙及提醒

進行肩立式體位法時，脊椎豎脊肌的施力會比倒箭式還要多，但在「上抬」版本的倒箭式裡，腹肌可以發揮比豎脊肌更大的功用，能防止骨盆從手中滑落。

在本式中，腹肌進行非常強烈的離心收縮，如果它們無法調節自己的伸展度，骨盆重量就會落到手部或腕關節上。增強自己進入或離開本式的能力，將有助於執行其他同樣需要腹肌離心收縮的動作，例如進行頭立式或手立式時，將腿部彎垂成輪式、樹式，以及從山式彎垂成輪式等等。

另外，每個人在上半身和下半身比例，以及重量分布上的差異，會大幅影響本式的體驗，從本式對女性特別不易達成（就力量而言）就可以清楚看出。女性下半身的重量大於男性，脊椎也較為柔軟，因此腹肌需要更強烈收縮，才能維持穩定。

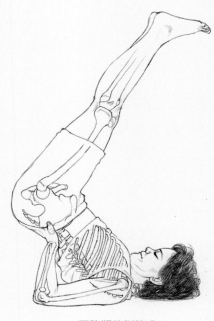

下降版的倒箭式

呼吸

本式提供修習者一個體驗三鎖印的機會：下腹部的根鎖動作、胸廓底部（由手支撐）鬆開的臍鎖動作，以及頸部屈曲扣住下顎的喉鎖動作。

本式倒立的特性有助於下行氣清理、排除體內廢物；另一種雙腿靠牆的版本則是「恢復性瑜伽」裡相當重要的練習。

支撐肩立式

英文名：Supported Shoulder Stand

梵文名：*Salamba Sarvangasana*（讀音：撒隆巴－薩凡嘎撒那）

salamba＝有支撐力的（*sa*＝有；*alamba*＝支撐）；*sarva*＝所有；*anga*＝四肢

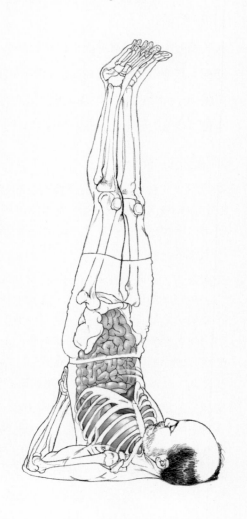

此支撐肩立式和下一個無支撐肩倒立式的不同，就在於是否以肩膀支撐（*salamba*）。

類型及難度

初階倒立仰臥姿勢。

重點關節動作

頸椎屈曲；胸椎屈曲；腰椎屈曲並趨向中立伸直；薦髂關節前傾；髖關節中立伸直、內收、中立轉動；膝關節伸直；踝關節中立伸直；肩胛骨內收、下轉、上提；肩關節外轉、伸直、內收；肘關節屈曲；前臂旋後；腕關節伸直（在手部按住背部時趨向屈曲狀態）。

施力部位

脊椎：脊椎內在肌群（橫突間肌、棘間肌、旋轉肌、多裂肌、棘肌、半棘肌、頭夾肌與頸夾肌、最長肌與髂肋肌）在本式中全部都要用力，以免腿部朝臉部方向翻落。也會用到腰小肌、腹斜肌、腹直肌和腹橫肌來防止腿部往後傾。

頸部離心收縮部分：頭後大直肌與頭後小直肌、頭上斜肌與頭下斜肌。

腿部：內收大肌與膕旁肌，共同支撐腿部、伸直髖部，維持腿部在重力牽引下的中立；股廣肌，用以伸直膝關節；臀大肌內側肌纖維，用於伸直髖關節（但並不外轉）。

肩膀：菱形肌，用於內收肩胛骨；提肩胛肌，用於上提肩胛骨（在本式中是把肩胛骨上緣壓向地面）並且將肩胛骨下角內轉（促使肩關節盂窩朝向髖關節）；斜方肌，用於內收、上提並內轉肩胛骨下角。胸小肌也會施力，以下轉肩胛骨（同樣地，當肩胛骨內收得越多，胸小肌的作用就越少）。

手臂：棘下肌與小圓肌，促使肱骨頭外轉；肩胛下肌與喙肱肌離心收縮，保護肩關節避免前凸；肱三頭肌長頭與大圓肌，用於伸直肩膀並內收手臂；後三角肌，用於伸直並外轉手臂；肱二頭肌與肱肌，促使肘關節屈曲及前臂旋後；橈側屈腕肌、尺側屈腕肌、屈指淺肌與屈指深肌離心收縮，將手按向背部。

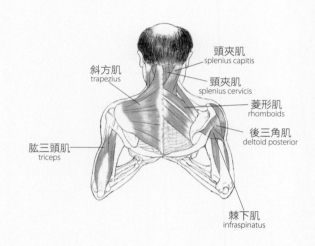

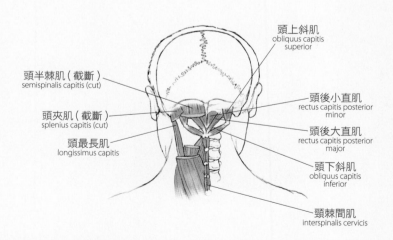

某些與顱骨底部相連的深層肌肉，可以在肩立式、鋤式及其變化式中得到伸展。

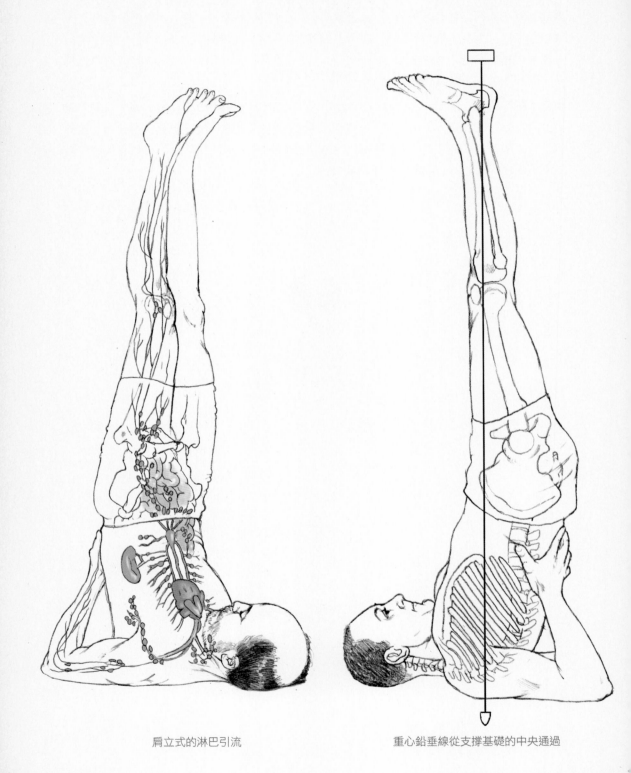

肩立式的淋巴引流　　　　　　　　　　　重心鉛垂線從支撐基礎的中央通過

伸展部位

胸椎肌肉在進行伸展時，也會同時承受下胸部及腿部的重量。

在肩膀部位，前鋸肌、喙肱肌和胸大肌全部會被拉長。

障礙及提醒

從鋤式進入本式時，伸脊肌會更加費力，尤其是在胸椎的部位，因為它們正預備從拉長狀態進行收縮；從橋式進入本式，則會讓肩關節伸肌及屈脊肌（腰肌和腹肌）更為費力。

脊椎肌肉與腹肌維持在這個體位時會比進入體位時還要輕鬆，不過持續停留在這個體位卻會為肩胛骨的肌肉帶來更大挑戰，因為它們無論在收縮或伸展時，全用在承受身體靜止時的重量。

要真正做到肩立式，負責內收、下轉和上提肩胛骨的肌肉就必須夠強壯，才能承受身體的全部重量。如果它們不夠強壯，兩側肩胛就會往外開，導致過多重量落在上胸椎與頸椎。

呼吸

在本式中，肩胛骨的活動度越大（或來自其他胸部的肌群阻力越小），呼吸就越順暢。由於這個體位需要靠整個肩帶提供極大的柔軟度和力量，因此如果沒有維持肩帶的完整性，身體重量就會集中在胸部，阻礙橫隔膜移動。

維持胸廓底部開放，可使橫隔膜與腹部臟器有效地往頭部移動，讓倒立的效益完全發揮出來。

無支撐肩立式

英文名：Unsupported（No-Arm）Shoulder Stand

梵文名：*Niralamba Sarvangasana*（讀音：尼拉隆巴–薩凡嘎撒那）

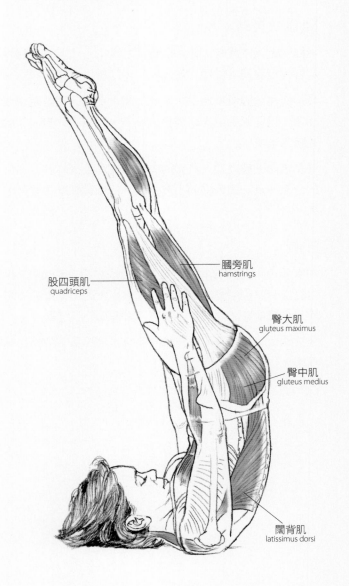

股四頭肌
quadriceps

膕旁肌
hamstrings

臀大肌
gluteus maximus

臀中肌
gluteus medius

闊背肌
latissimus dorsi

類型及難度

中階倒立仰臥姿勢。

重點關節動作

脊椎：與支撐肩立式相同。

腿部：與支撐肩立式相同。

手臂：肩胛骨內收並上轉、上提；肩關節外轉、中立屈曲、內收；肘關節伸直；前臂旋前、維持中立；腕關節與手指伸直、維持中立。

施力部位

脊椎：與支撐肩立式相同，再加上屈脊肌；會大量用到腰大肌與腹肌的上側肌纖維，以幫助身體在無手臂支撐的情況下維持穩定；頸部離心收縮部位：頭後大直肌與頭後小直肌、頭上斜肌與頭下斜肌；頸部前側深層肌肉（頸長肌、頭長肌與垂直肌）也會進行收縮，維持頸椎與上胸椎的屈曲。

腿部：與支撐肩立式相同。

肩膀：菱形肌，用於內收肩胛骨；前鋸肌，用於上轉肩胛骨（菱形肌會給予調節，維持肩胛骨的內收狀態）；提肩胛肌，促使肩胛骨上提（在本式中是把肩胛骨壓向地面）；斜方肌，內收並上提肩胛骨。

手臂：棘下肌與小圓肌，促使肱骨頭外轉；肱二頭肌與前三角肌，促使手臂屈曲（手臂維持垂直位置，但必須些微屈曲以抵抗重力）；肱三頭肌，以伸直肘關節。

障礙及提醒

在本式中，肩胛骨處於內收且微幅上轉的狀態，由於缺乏手臂的槓桿作用，因此這個體位中，負責肩胛骨在胸廓上移動的肌肉要出很多力，而這有可能會出現一種矛盾狀態。如果肩胛骨沒有維持內收，身體重量會落到脊椎上；如果肩胛骨沒有上轉，手臂在伸向膝蓋時就會遇到困難。雖然肩胛骨在伸向膝蓋時處於中立轉動位置，但它們得藉由上轉的動作才能圍成動作，一如在肩立式中它們會先下轉。

另外，腰大肌和腹肌的上側肌纖維也會強烈收縮，以維持胸椎屈曲，另外腰椎屈曲的幅度也會增加，以便將雙腿拉向頭頂並對抗重力。若要減少這種腰椎屈曲的程度，屈脊肌將會進行更強烈的離心收縮，以免身體翻落地面。

由於手臂無法提供對稱的槓桿作用，因此這個靠伸脊肌與屈脊肌達成平衡的姿勢，會顯露出平常察覺不到的不平衡，而不平衡所造成的力矩，會使身體更難維持平衡。

呼吸

在本式中，全身的伸肌群與屈肌群都會有強烈的動作，而這會阻礙呼吸時體腔形狀發生變化。這個姿勢比較困難，需要大量依賴腹肌與胸肌以維持穩定，但是這個姿勢又動用到全身主要肌肉群而需要較多氧氣，此時試圖做深呼吸反而會破壞身體的平衡。

基於這個理由，修習者需要進行有效率的呼吸，以便讓有限的呼吸動作提供足夠的能量維持身體平衡。

橋式

英文名：Bridge Pose

梵文名：*Setu Bandhasana*（讀音：塞突–班達撒那）

setu ＝壩、堤或橋；*bandha* ＝鎖；*Setubandha* ＝築起一座堤道或橋樑；壩或橋

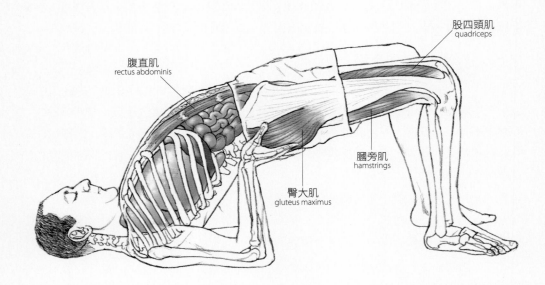

腹直肌
rectus abdominis

股四頭肌
quadriceps

臀大肌
gluteus maximus

膕旁肌
hamstrings

類型及難度

初階倒立仰臥姿勢。

重點關節動作

頸椎和上胸椎屈曲；下胸椎及腰椎伸直；薦骨後翹；髖關節伸直、內收並內轉；膝關節屈曲；踝關節背屈；肩胛骨內收、下轉、上提；肩關節外轉、伸直、內收；肘關節屈曲；前臂旋後；腕關節伸直（背屈）。

施力部位

脊椎：伸脊肌，尤其是中胸椎及下胸椎；腰小肌與腹肌離心收縮，防止腰椎過度伸直。

腿部：膕旁肌，用於伸直髖關節並屈曲膝蓋，尤其是內側膕旁肌，它會促使髖關節內收並伸直；內收大肌，用以伸直、內轉並內收髖關節；臀大肌的內側纖維，幫助伸直髖關節；脛前肌，促使踝關節背屈並將膝蓋向前拉；股廣肌，用於伸直膝關節。

肩膀：菱形肌，用於內收肩胛骨；提肩胛肌，用於上提肩胛骨（在本式中是把肩胛骨壓向地面）並且將肩胛骨下角內轉（促使肩關節盂窩朝向髖部）；斜方肌，用於內收、上提並將肩胛骨下角內轉。胸小肌也會啟動，用於下轉肩胛骨（肩胛骨內收得越多，胸小肌作用越少）。

手臂：棘下肌與小圓肌，促使肱骨頭外轉；肩胛下肌與喙肱肌離心收縮，保護肩關節避免前凸；肱三頭肌長頭與大圓肌，用於伸直肩膀並內收手臂；後三角肌，用於伸直並外轉手臂；肱二頭肌與肱肌，促使肘關節屈曲及前臂旋後；橈側屈腕肌、尺側屈腕肌、屈指淺肌與屈指深肌離心收縮，支撐髖關節重量。

伸展部位

脊椎：腰小肌、腹直肌、腹斜肌、胸廓肌群前側。

腿部：股直肌、腰大肌與髂肌。

肩膀：前鋸肌、喙肱肌、胸大肌、胸小肌。

手臂：前臂與手部屈肌離心收縮並伸展，以支撐骨盆及腿部重量。

障礙及提醒

本式較困難的地方在於讓髖關節完全伸直，如果膕旁肌與內收大肌不夠強壯，臀大肌可能會用力過度，將腿部拉成外轉狀態；或是其他的內收肌會開始施力，去靠近併攏膝關節並使髖關節屈曲；也有可能是股直肌會施力去伸直膝關節，但無法完全伸直髖關節。

伸脊肌（尤其是腰椎的部份）或許會試圖幫忙，但過度的腰椎伸直會帶來反效果，因為它會使腰肌群張力增加，限制髖關節的伸直。

本式的手臂動作跟肩立式與倒箭式相同，髖關節與腿部的動作則跟輪式的上抬動作相同。

總結來說，由於本式必須靠許多肌肉動作達到平衡才能發揮作用，因此維持這個基本姿勢事實上需要高度的協調性。

呼吸

跟倒箭式一樣，本式也能讓三鎖印發揮作用，不過最大的差異是根鎖的運行必須更積極，才可對抗腹壁被延展時產生阻力。

鋤式

英文名：Plow Pose

梵文名：*Halasana*（讀音：哈拉撒那）

hala＝鋤頭

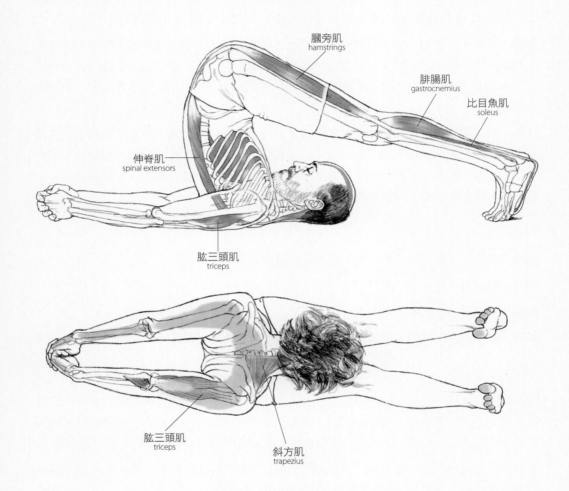

膕旁肌
hamstrings

腓腸肌
gastrocnemius

比目魚肌
soleus

伸脊肌
spinal extensors

肱三頭肌
triceps

肱三頭肌
triceps

斜方肌
trapezius

類型及難度

初階前彎倒轉仰臥姿勢。

重點關節動作

頸椎屈曲；胸椎屈曲；腰椎屈曲；薦髂關節前傾；髖關節屈曲、內收、內轉；膝關節伸直；踝關節背屈；腳趾伸直；肩胛骨內收、內轉、上提；肩關節外轉、伸直、內收；肘關節伸直；前臂旋前；腕關節伸直；手指及手掌屈曲，以緊扣雙手。

施力部位

脊椎：跟肩立式類似，但脊椎內在肌群必須出更多力，以維持脊椎的伸直。

頸部離心收縮的部位：頭後大直肌與頭後小直肌、頭上斜肌與頭下斜肌。

腿部：利用重力使髖關節屈曲；內收大肌、股薄肌與恥骨肌，幫助腿部對抗臀肌的拉力，維持內轉與內收；股廣肌，用於伸直膝關節；脛前肌、伸趾肌與伸拇趾肌，用於伸直腳趾。

肩膀：與肩立式類似，但所施的力更大，以便對抗髖關節屈曲時的腿部重量。

手臂：棘下肌與小圓肌，促使肱骨頭外轉；肩胛下肌與喙肱肌離心收縮，保護肩關節避免前凸；肱三頭肌長頭與大圓肌，用於伸直肩膀並內收手臂；後三角肌，用於伸直並外轉手臂；肱三頭肌，用於伸直肘關節；橈側屈腕肌、尺側屈腕肌、屈指淺肌與屈指深肌，用於緊扣雙手。

伸展部位

脊椎：整條脊椎的伸肌。

腿部：臀大肌、膕旁肌、腓腸肌與比目魚肌。

肩膀：前鋸肌、喙肱肌、胸大肌與胸小肌。

障礙及提醒

本式可做多種變化，而且有些部分向來還以高危險著稱，例如將手臂直舉過頭抓握腳趾的變化式。如同膝碰耳式和無支撐肩立式一樣，這個變化式會上轉肩胛骨，讓肩胛骨難以維持內收狀態（菱形肌與斜方肌會進行伸展，導致重量落在上背部）。該變化式很可能會使頸椎與胸椎過度伸直，來自足部的反推動作以及膕旁肌和臀肌緊繃，會限制髖關節的屈曲並增加脊椎的屈曲，帶來破壞性的潛在壓力。

由於鋤式會使脊椎強烈屈曲，尤其是頸椎，因此維持肩胛骨、頸椎與胸椎的整體性，比讓雙腳著地來得重要。如果有必要的話，可以支撐腿部來保護頸部。

呼吸

跟肩立式一樣，開展胸廓底部可以讓橫隔膜與腹部臟器有效地往頭部移動，以完全發揮出倒立的效益。但這在本式中會是個比較大的挑戰，因為髖關節屈曲往往會帶來更大的腹內壓力。

要判斷我們呼吸可以順暢到什麼程度，鋤式是極佳指標。能靠肌肉柔軟度做出這個體位是一回事，能讓橫隔膜與腹部臟器不致受到太大影響又維持呼吸順暢，又是另外一回事。

膝碰耳式

英文名：Ear-to-Knee Pose

梵文名：*Karnapidasana*（讀音：卡爾那皮達撒那）

karma＝耳；*pidana*＝擠、壓

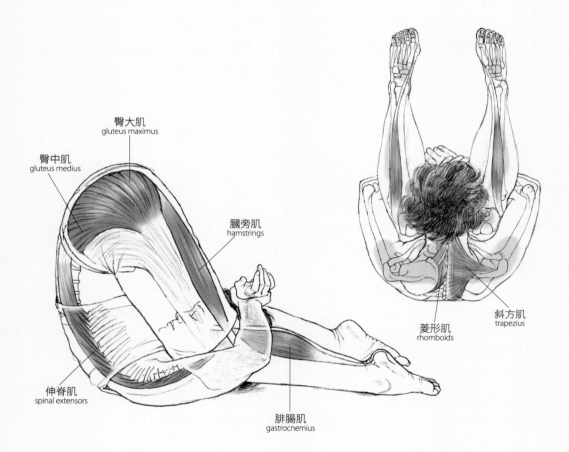

臀大肌
gluteus maximus

臀中肌
gluteus medius

膕旁肌
hamstrings

斜方肌
trapezius

菱形肌
rhomboids

伸脊肌
spinal extensors

腓腸肌
gastrocnemius

類型及難度

中階前彎仰臥姿勢。

重點關節動作

脊椎屈曲、髖關節與膝關節屈曲、肩胛骨外展並上轉、手臂屈曲、肘關節屈曲。

施力部位

利用重力使腹部與髖關節屈肌微幅收縮，以維持平衡（防止往後翻落）。

伸展部位

脊椎：伸脊肌應該全部均勻伸展，確保拉開作用分布到整條脊椎，否則骨盆和腿部的重量會形成過多壓力，使脆弱的頸部及上背部肌肉被迫拉長。

手臂：由於肩胛骨外展以及下半身會對上背部施壓，在本式中，菱形肌與斜方肌會得到伸展。

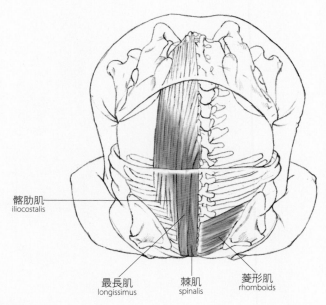

髂肋肌
iliocostalis

最長肌
longissimus

棘肌
spinalis

菱形肌
rhomboids

障礙及提醒

本式的肩膀動作跟肩立式可以形成對比，因為脊椎的伸直和肩胛骨的外展狀態正好相反，基於這個因素，原本主動施力的肌肉現在都會被拉長，然而如果肌肉的放鬆過於被動，就有可能伸展過度。

本式的支撐基礎會從肩胛骨和斜方肌轉移到胸椎的棘突。

呼吸

在本式中，下半身的重量會落在軀幹上，此時軀幹處於極大屈曲狀態，基本上是個倒立而且負重的呼氣動作。

只要身體的柔軟度夠強，能夠回到這個體位，本式對呼吸造成的限制應該就不成問題。但如果肌肉緊繃，有限的呼吸量很快就會使肌肉無法獲得活動所需的能量，在這個時候，應該停止進行本體位法。

腹部扭轉式

英文名：Belly Twist

梵文名：*Jathara Parivrtti Asana*（讀音：賈他拉－帕瑞弗瑞提－阿撒那）

jathara ＝胃部、腹部、腸子或任何物體的內部；*parivrtti* ＝轉動、滾動

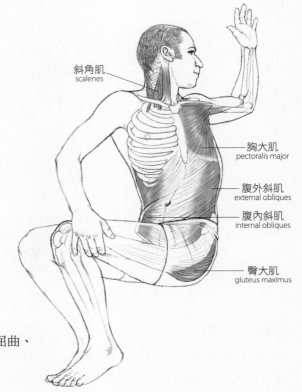

斜角肌
scalenes

胸大肌
pectoralis major

腹外斜肌
external obliques

腹內斜肌
internal obliques

臀大肌
gluteus maximus

類型及難度

初階扭轉仰臥姿勢。

重點關節動作

脊椎軸心轉動、髖關節屈曲、膝關節屈曲、
肩胛骨靠於胸廓上、遠側手臂外轉、
近側手臂內轉。

施力部位

以重力牽引為主。伸脊肌會施力以對抗腰椎屈曲。

伸展部位

上側腿：腹外斜肌；肋間肌；橫突棘肌；臀中肌、臀小肌與臀大肌；梨狀肌；孖肌；閉
孔內肌。

下側腿：腹內斜肌、肋間肌、豎脊肌斜肌。

和頭同向的頸側：胸鎖乳突肌。

和頭反向的頸側：頭後大直肌、頭下斜肌、頭夾肌、頭前直肌、斜角肌。

頭面對的手臂：胸大肌與胸小肌、喙肱肌、闊背肌、臂神經叢。

障礙及提醒

就像這個體位的名稱一樣,腹部是這個扭轉式的重點部位,基於這個因素,很多人都以為這個扭轉動作發生於腰椎,其實並不然,因為腰椎軸心轉動的能力極為有限(總共只有五度)。薦骨上方最先能做出明顯扭轉動作的關節是第十一及十二節胸椎(T11-T12),而這裡就是能使胸廓和骨盆做出「反向扭轉」的位置。

為了確保扭轉力可以平均分配於整條脊椎,脊椎必須維持中立。這在兩膝屈曲的情況下將會是個挑戰,因為身體很容易形成腰椎屈曲,因此增加轉動幅度。不過這個體位還是會對腰椎及椎間盤造成壓力,同時給予T11-T12椎間盤的負荷。脊椎中立所帶來的另一項挑戰是,身體側線的緊繃會把脊椎拉向伸直狀態,導致遠側肩膀抬離地面,壓迫臂神經叢,這通常會造成手臂麻木或刺痛。

呼吸

在本式中,由於身體受到地面支撐,而且動作主要來自重力牽引,因此呼吸肌與姿勢肌都可獲得放鬆。基於這個理由,修習者可以嘗試不同的呼吸法,以達到特定效果。舉例來說,把呼吸動作帶到腹部,將可放鬆腹壁與骨盆底肌群,並且協助減輕腰椎外部肌肉張力的緊繃,以相反的方式,在吸氣時限制腹壁動作(根鎖),將可把橫隔膜的動作帶到胸廓的結構中,鬆動肋椎關節。扭轉坐姿也可達成類似的效果(參見第五章半魚王式)。

變化式:雙腿伸展腹部扭轉式

英文名:Belly Twist With Legs Extended

上側腿的膕旁肌進行伸展,如果緊繃則會導致脊椎屈曲;下側腿的膕旁肌會主動施力,以對抗伸脊肌所造成的屈曲。

在下側腿伸直的狀況下,上側腿會有更多的內收動作,可能還有更多內轉,而這會促使髂脛束、臀小肌、臀中肌、臀大肌、梨狀肌、孖肌與閉孔外肌被拉長。

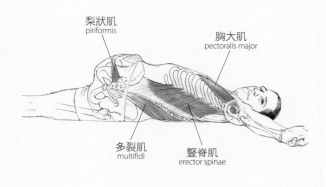

梨狀肌
piriformis

胸大肌
pectoralis major

多裂肌
multifidi

豎脊肌
erector spinae

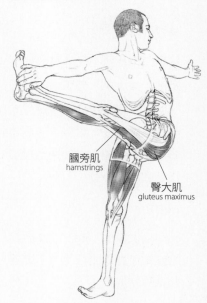

膕旁肌
hamstrings

臀大肌
gluteus maximus

魚式

英文名：Fish Pose

梵文名：*Matsyasana*（讀音：莫茲雅撒那）

matsya＝魚

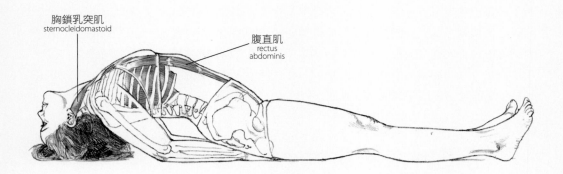

胸鎖乳突肌
sternocleidomastoid

腹直肌
rectus
abdominis

類型及難度

初階後仰仰臥姿勢。

重點關節動作

脊椎伸直；髖關節輕微屈曲、內收、內轉；膝關節伸直；肩胛骨下轉、內收；肩關節伸直、內收、內轉；肘關節屈曲；前臂旋前。

施力部位

脊椎：伸脊肌、腰大肌（尤其是下側肌纖維）。

腿部：腰大肌、髂肌、恥骨肌、闊筋膜張肌；膕旁肌，維持腿部貼地；股四頭肌，用於屈曲髖關節及伸直膝關節。

手臂：肩關節：肩胛下肌，用於內轉；大圓肌，用於內轉；闊背肌，用於內轉及伸展；肱三頭肌長頭，用於伸直肩關節。斜方肌與菱形肌內收肩胛骨；前臂的旋前肌會將手部轉向地面。

伸展部位

頸部前側肌肉；胸廓前側擴張（內肋間肌）；腹肌伸展，但也會離心收縮，以對抗腰肌前推臟器所造成的移位；手臂部分，喙肱肌與胸肌會連同肱二頭肌長頭、前鋸肌與前三角肌進行伸展。

障礙及提醒

本式著重在脊椎伸直，可以靠伸脊肌（包括脊椎前側的腰大肌）或肘部的支撐來完成，如果利用肘部支撐身體，軀幹的肌肉會輕鬆許多，或許也有助於呼吸和更多擴張；如果以肌肉收縮完成本式來伸直脊椎，頸部在手臂抬離地面時可以得到較大保護。我們也可以在脊椎下方墊瑜伽磚以及採用束角式（見第五章）或雙盤的足姿，來進行其他變化。

本式可以清楚呈現髖關節屈曲以及脊椎伸直同時發生時，腰大肌所扮演的角色。

魚式經常緊跟在肩立式後進行，也就是被當成肩立式的反式，因為它可以讓頸椎從極度屈曲狀態反轉成極度伸展狀態。不過從一個極端靜態進入另一個極端靜態，或許不是抵消肩立式肌肉張力的最佳方法。較有治療效果的做法會是像眼鏡蛇式（見第八章）那樣，在簡單的串連瑜伽中緩慢進行頸部恢復動作。

呼吸

在本式中，胸部雖然有擴張，但並沒有像更困難的手臂支撐輪式那樣擴張到極大的程度，因此靠著手臂的槓桿支撐，胸廓還有空間可以藉由吸氣得到擴張。

變化式：雙臂雙腿上抬魚式

英文名：Fish Pose With Arms and Legs Lifted

重點關節動作

脊椎伸直；髖關節屈曲、內收、內轉；膝關節伸直；肩胛骨上轉、外展；肩關節屈曲、內收、外轉；肘關節伸直。

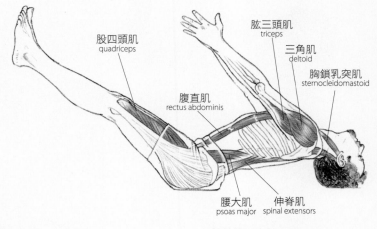

股四頭肌
quadriceps

肱三頭肌
triceps

三角肌
deltoid

胸鎖乳突肌
sternocleidomastoid

腹直肌
rectus abdominis

腰大肌
psoas major

伸脊肌
spinal extensors

雙臂雙腿上抬魚式

施力部位

腿部：腿部在抬離地面時，施力動作會變大，尤其是腰大肌、髂肌與股直肌的部分。

手臂：當手臂姿勢改變，喙肱肌將不再伸展，而是透過施力來屈曲並內收手臂；胸肌與前三角肌也一樣。還會用到前鋸肌使肩胛骨外展，肱三頭肌也會使肘關節伸直。

如果要獲得更大的鎮定效果（尤其如果把魚式當成恢復體位法來使用），專注在溫和的腹式呼吸上將會有所幫助。

毘濕奴式

英文名：Reclining Vishnu Couch Pose

梵文名：*Anantasana*（讀音：阿南塔撒那）

ananta＝無止境的、永恆的（*anta*＝終點；*an*＝無）

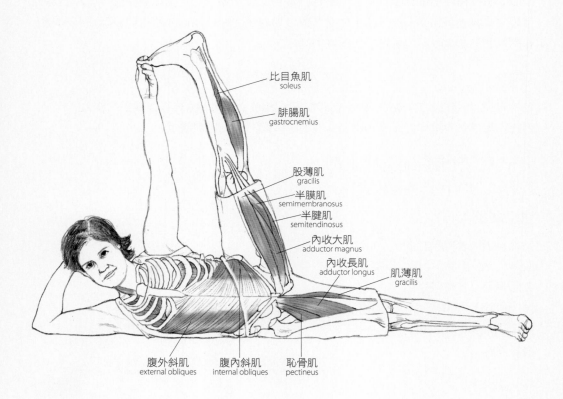

比目魚肌
soleus

腓腸肌
gastrocnemius

股薄肌
gracilis

半膜肌
semimembranosus

半腱肌
semitendinosus

內收大肌
adductor magnus

內收長肌
adductor longus

肌薄肌
gracilis

腹外斜肌
external obliques

腹內斜肌
internal obliques

恥骨肌
pectineus

阿南塔（Ananta）也是印度神話中專供毘濕奴倚坐的一條巨蛇。

類型及難度

簡易側臥姿勢。

重點關節動作

脊椎維持中立弧度、側向屈曲。上抬腿：薦骨前垂；髖關節屈曲、外轉並外展；膝關節伸直；踝關節背屈。下臥腿：髖關節中立伸直、內轉、內收；膝關節伸直；踝關節背屈；足部外翻以維持平衡。

施力部位

脊椎：如果左腿上抬，左邊的腹內斜肌與右邊的腹外斜肌都會施力以對抗扭轉力量。

上抬腿：梨狀肌、閉孔內肌與孖肌，用於外轉及外展；臀中肌與臀小肌後側肌纖維，促使腿部外展；股四頭肌，用於伸直膝關節；髂肌，用於屈曲髖關節。

下臥腿：膕旁肌會施力對抗髖關節屈曲（由上抬腿所引發）；臀中肌與臀小肌收縮，使兩腿分別穩定於骨盆上和地面上；內收大肌會反制臀中肌與臀小肌，盡量讓骨盆維持水平。

伸展部位

上抬腿：膕旁肌、內收大肌、股薄肌、恥骨肌（這些是伸展程度最大的內收肌群）。

下臥腿：內收長肌與內收短肌、股薄肌。

障礙及提醒

一般來說，當腿部上抬，骨盆和下半身都會向後扭轉，因此本式的困難在於尋找骨盆深層的反作用力，而不是借助脊椎的轉動。只有下臥腿固定於地面時，它才能利用臀大肌和旋轉肌穩定該側骨盆。

呼吸

毘濕奴式是少數真正的側臥姿勢之一。當身體處於側臥狀態，靠近地面這一側的橫隔膜圓拱形頂端會朝頭部移動，另一側圓拱形頂端則會朝尾骨方向移動，這主要是因為腹部臟器會受重力影響，把橫隔膜一起拉向地面。除此以外，靠近地面這一側的肺部會受到較多支撐，其組織也比較聽令行事。換句話說，它承受的機械張力較小，也較能回應橫隔膜的動作。

刻意創造這種呼吸機制上的不對稱，對於破除根深柢固的呼吸習慣會很有幫助，例如說，想要改變固定以某側入睡習慣的人，就可以藉由這個姿勢而受益。

第8章

俯臥姿

在英文裡，prone意指身體正面朝下俯臥，當身體從俯臥姿勢進入其他體位法，一定會用到背部的肌肉系統，因此許多強化背肌的練習都從這個姿勢開始。

由於俯臥姿勢會對脊椎弧度施加壓力，尤其是頸部，因此我們的身體很難長時間地停留在這個姿勢，這也是我們不建議把俯臥姿勢當做睡姿的原因。

在瑜伽訓練裡，只有少數後仰體位法會從俯臥姿勢開始，而且它們通常會藉由嬰兒式跪姿來達到舒緩作用。

從社會性的意義來說，俯臥姿勢比跪姿更帶有臣服的含義，因此在許多宗教傳統裡，都會視五體投地為最崇高的敬拜之禮。

眼鏡蛇式

英文名：Cobra Pose

梵文名：*Bhujangasana*（讀音：布將嘎撒那）

bhujanga＝蛇（*bhuja*＝手臂或肩膀；*anga*＝四肢）

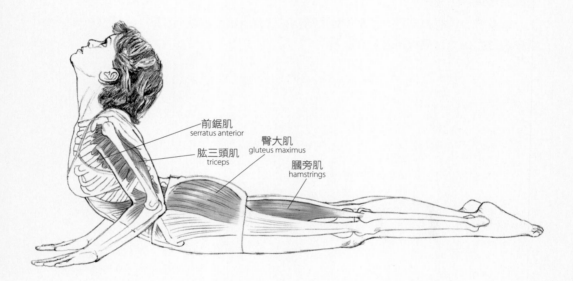

前鋸肌
serratus anterior

肱三頭肌
triceps

臀大肌
gluteus maximus

膕旁肌
hamstrings

類型及難度

初階後仰俯臥姿勢。

重點關節動作

脊椎伸直；薦骨後翹；髖關節伸直、內轉、內收；膝關節伸直；踝關節蹠屈；肩胛骨維持中立（或許上轉）；肩關節外轉；肘關節盡量伸直；前臂旋前。

施力部位

脊椎：整個伸脊肌群（橫突間肌、棘間肌、旋轉肌、多裂肌、棘肌、半棘肌、頭夾肌與頸夾肌、最長肌、髂肋肌）離心收縮以進行伸展；後上鋸肌會強烈施力，以幫助胸部擴張，並增強下方豎脊肌的作用；腹直肌與腹斜肌也會離心收縮，防止腰椎過度活動。

手臂：棘下肌、小圓肌、前鋸肌、後三角肌、肱三頭肌、旋前圓肌、旋前方肌。

腿部：很多人以為在進行眼鏡蛇式時，腿部應該處於被動狀態，但其實腿部要有很多動作，才能使關節正確擺位。膕旁肌，尤其是半腱肌與半膜肌，會伸直髖關節並且維持內收與內轉；內收大肌的伸肌部分以及臀大肌深層與內側肌纖維，可以伸直髖關節但不使腿部外轉；股外廣肌、肌內廣肌與股中廣肌會施力以伸直膝關節；由於膕旁肌的內側部份無力，臀大肌會過度承擔伸直髖關節的力量，而導致腿部外轉、外展，或兩者皆有。

伸展部位

脊椎：腹直肌、腹斜肌、外肋間肌、頸長肌與頭長肌、舌骨上肌、舌骨下肌、斜角肌、前縱韌帶。

手臂：闊背肌、大圓肌、胸大肌與胸小肌、肱二頭肌、旋後肌。

腿部：股直肌、腰肌與髂肌的下側肌纖維、闊筋膜張肌。

障礙及提醒

本式的重點在於尋求背肌內在肌群的協助，以便伸直脊椎。如果使用闊背肌和其他更表層的肌肉，就會影響到肩胛骨和胸廓，並且阻礙肋骨活動，干擾到呼吸的進行。

在本式中，會用到前鋸肌使肩胛骨維持中立，以對抗手臂推力。當手臂推撐時，肩膀並不會上提，但脊椎會抬高。

闊背肌在本式中的作用沒有伸脊肌來得大，因為它們會造成上背部屈曲以及手臂內轉。

前臂旋前肌力量不足或旋後肌（或骨間膜）緊繃，都會導致手肘向外偏，影響到肘關節和肩關節。因此前臂應該彼此平行，讓手臂到脊椎的動作都能維持最佳擺位的狀態。

呼吸

雖然本式的標準步驟是在後仰時吸氣，但在呼氣時進行後仰，也可以提供極大的助益。
對於固守「腹式呼吸」的人來說，吸氣其實是限制胸椎伸展與胸廓的擴張，因為要達成
腹式呼吸，必須在橫隔膜收縮時，限制肋骨移動。

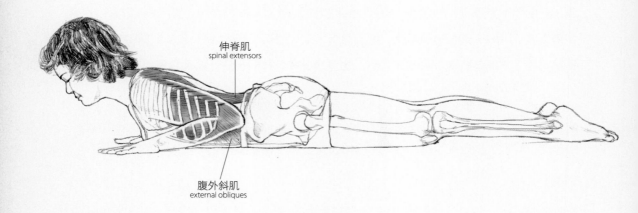

伸脊肌
spinal extensors

腹外斜肌
external obliques

變化式：屈膝眼鏡蛇式

英文名：Cobra with Knees Flexed

在本式中，由於髖關節伸直和膝關節屈曲都會運用到膕旁肌，使膕旁肌處在肌肉本身長度極短的狀態下收縮，因此會大幅增加肌肉抽筋的危險。

這個體位也很容易用到臀大肌的外側肌纖維來幫助髖關節伸直，進而造成腿部外轉與外展。一般說來，修習者只要能在膝蓋伸直時維持雙腿內收與平行，就會發現要在膝蓋屈曲時維持這種狀態是更加困難，因為在本式中，所有的股四頭肌都會被拉長，股直肌的伸展也會限制膝關節的屈曲幅度。

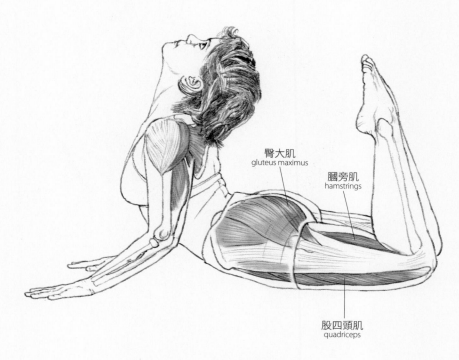

臀大肌
gluteus maximus

膕旁肌
hamstrings

股四頭肌
quadriceps

屈膝眼鏡蛇式

弓式

英文名：Bow Pose

梵文名：*Dhanurasana*（讀音：達紐拉撒那）

dhanu ＝弓

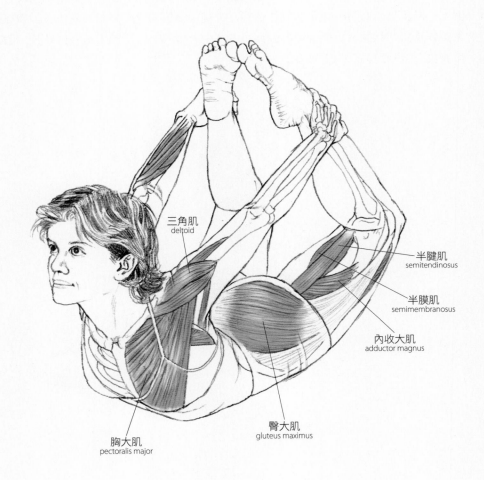

三角肌
deltoid

半腱肌
semitendinosus

半膜肌
semimembranosus

內收大肌
adductor magnus

臀大肌
gluteus maximus

胸大肌
pectoralis major

類型及難度

初階或中階後仰俯臥姿勢。

重點關節動作

脊椎伸直；薦骨後翹；髖關節伸直、內轉、內收；膝關節屈曲；踝關節蹠屈；肩胛骨內收、上提；肩關節內轉、伸直、內收；肘關節伸直；前臂旋前；手指及手掌屈曲。

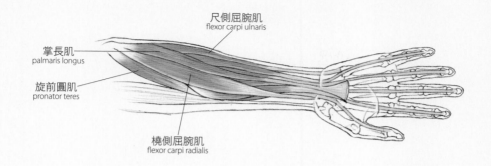

尺側屈腕肌
flexor carpi ulnaris

掌長肌
palmaris longus

旋前圓肌
pronator teres

橈側屈腕肌
flexor carpi radialis

施力部位

手臂：肩胛下肌、大圓肌、後三角肌、菱形肌、提肩胛肌以及肱三頭肌，用於穩定手臂與肩胛骨。在相反方向會伸展並進行離心收縮的肌肉包括：胸大肌與胸小肌、喙肱肌、前三角肌與前鋸肌。

腿部：膕旁肌（尤其是半腱肌與半膜肌）、內收大肌的伸肌部分，以及臀大肌的深層與內側肌纖維，都會施力使髖關節伸直；肌外廣肌、股內廣肌、股中廣肌以及股直肌的下側，則會施力以伸直膝蓋。

伸展部位

腿部：股直肌、腰肌下側肌纖維、髂肌，或許還包括恥骨肌與闊筋膜張肌（因髖關節伸直所致）。

提醒

在本式中，肩關節的前側結構比較脆弱，當肩胛骨在伸直方向（內收、上提）的活動度不夠，肩關節前側就會承受過多壓力，導致肩胛下肌過度伸展或關節囊受傷。由於本式屬於扣合姿勢，因此這些脆弱的關節會承受較大的壓力。

本式可藉由強調不同部位的動作來達到不同效果，例如增加脊椎動作、增加髖關節伸直，或利用膝關節伸直來增加脊椎與髖關節的伸直，而髖關節與膝關節動作的平衡，要視膕旁肌和股四頭肌何者用到較多。由於這是手腳相接的扣合姿勢，膝關節可能受到過多壓力，因此讓小腿和髖關節正確排列並使用足部肌肉，會是維持膝關節完整的重要條件。

呼吸

較為常見的練習是：在每一次吸氣時，把腹部推向地面，讓身體前後搖擺；較不常見（但更激烈的練習則是：先擴張胸腔再吸氣，且控制身體不前後搖擺。

蝗蟲式

英文名：Locust Pose

梵文名：*Salabhasana*（讀音：薩拉巴撒那）

salabha ＝蚱蜢、蝗蟲

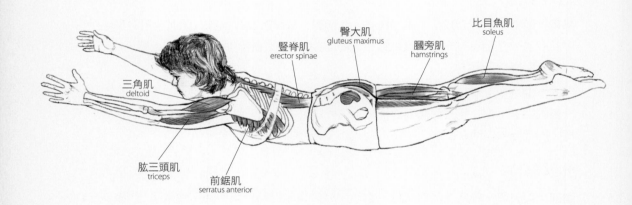

三角肌
deltoid

豎脊肌
erector spinae

臀大肌
gluteus maximus

膕旁肌
hamstrings

比目魚肌
soleus

肱三頭肌
triceps

前鋸肌
serratus anterior

類型及難度

初階對稱後仰俯臥姿勢（儘管也有不對稱的變化式）。

重點關節動作

脊椎伸直；薦骨後翹；髖關節伸直、內轉、內收；膝關節伸直；踝關節蹠屈；肩胛骨上轉、上提、外展；肩關節外轉、屈曲；肘關節伸直；前臂維持中立；腕關節維持中立。

施力部位

手臂：為了讓手臂上提，棘上肌、肱二頭肌長頭、肱三頭肌、前側與內側三角肌、前鋸肌、斜方肌都會施力。

脊椎：伸脊肌群（橫突間肌、棘間肌、旋轉肌、多裂肌、棘肌、半棘肌、頭夾肌與頸夾肌、最長肌、髂肋肌）都會施力，讓脊椎獲得伸直。

腿部：膕旁肌（尤其是半膜肌、半腱肌與股二頭肌）與臀大肌的深層及內側肌纖維會施力以伸直髖關節；會用到內收大肌來維持膝蓋併攏，並以肌外廣肌、股內廣肌與股中廣肌來維持膝蓋伸直；會用到比目魚肌使足尖伸直。

伸展部位

闊背肌、胸小肌、菱形肌、肱三頭肌長頭、腹直肌；股直肌、髂肌與下側腰肌會隨著髖關節伸直而伸直。

障礙及提醒

要在這樣的重力關係中使手臂抬起，同時伸直脊椎，可能是一項挑戰。在伸直脊椎時，如果使用的是闊背肌而非更深層的脊椎內在肌群，手臂的活動便會受到限制。

本式的腿部姿勢涉及了內收肌、內側旋轉肌以及髖關節伸肌之間複雜的互動關係，這是因為許多肌肉動作在進行抬高和支撐身體維持在本式時，同時也會產生其他動作，要消除這些動作，必須藉由拮抗肌或協同肌群的作用。舉例來說，由於臀大肌這塊強有力的髖關節伸肌也會造成腿部外轉，因此修習者最好利用膕旁肌進行髖關節伸直。除此以外，協助內轉的臀中肌與臀小肌，剛好也會造成腿部外展，因此內收肌會施力以維持雙腿併攏，因此本式有許多協同肌肉的動作在進行。由於每個修習者的起始點不同，體能上的優、缺點和柔軟度也有差異，因此練習時的優先順序以及遭遇到的困難也會不同。

呼吸

身體要搖擺，還是不要搖擺？在這個蝗蟲式的變化式中，全身的重量都由腹部承受，如果修習者的主要呼吸模式是「腹式呼吸」，那麼當身體在這個體位進行數次呼吸時，身體就會隨著橫隔膜的移動而前後搖擺。不過，阻止身體搖擺也是一項有趣的挑戰，這會迫使胸腔結構與橫隔膜放鬆，感覺地面推向腹部，而不是將腹部頂向地面。

全蝗蟲式

英文名：Full Locust Pose

梵文名：*Viparita Salabhasana*（讀音：腓帕瑞他－薩拉巴撒那）

viparita＝倒轉的、反向的；*salabha*＝蚱蜢、蝗蟲

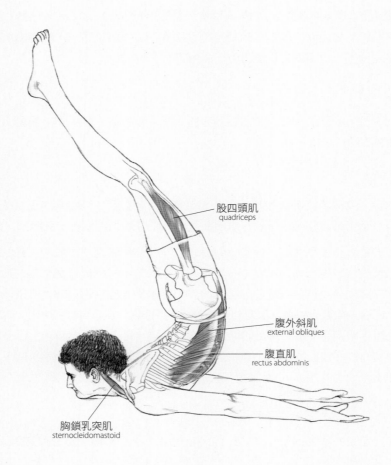

股四頭肌
quadriceps

腹外斜肌
external obliques

腹直肌
rectus abdominis

胸鎖乳突肌
sternocleidomastoid

類型及難度

高階對稱後仰俯臥姿勢。

重點關節動作

脊椎伸直、薦骨後翹；髖關節伸直、內轉、內收；膝關節伸直；踝關節蹠屈；肩胛骨下轉、上提、外展；肩關節外轉、屈曲、內收；肘關節伸直；前臂維持中立；腕關節維持中立。

進入本式時的施力部位

向心收縮：膕旁肌、臀大肌、伸脊肌、肩關節屈肌（胸大肌、前三角肌、肱二頭肌、喙肱肌、前鋸肌）；離心收縮：肩胛下肌，用以保護肩關節。

維持本式時的施力及伸展部位

離心收縮：股廣肌、腹斜肌、腹直肌與頸部前側肌群（頸長肌、頭長肌、頭前直肌、舌骨上肌、舌骨下肌、斜角肌、胸鎖乳突肌）、橫隔膜。

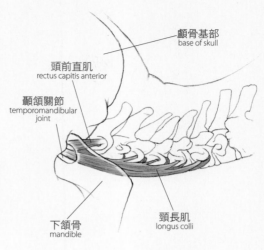

顱骨基部
base of skull

頭前直肌
rectus capitis anterior

顳頷關節
temporomandibular joint

頸長肌
longus colli

下頷骨
mandible

前側頸肌

障礙及提醒

從上述分析中，我們可以清楚看到，進入本式所需的肌肉動作，跟維持本式所需的肌肉動作幾乎相反。要將身體上抬到脊椎伸直狀態，必須藉由手臂和伸脊肌，做出強壯與整合的動作。一旦越過垂直線，重力就會把身體拉成伸展狀態，因此軀幹屈肌必須發揮作用，防止過度伸展。因此根據伸肌群與屈肌群肌力的平衡與柔軟度，有些人或許能進入全蝗蟲式，但是維持不了多久；有些人必須藉由協助才能進入本式，卻能夠停留得較久。

呼吸

「在進入後仰動作時吸氣」這個標準做法，在本式中可能會產生反效果，原因是橫隔膜的強烈收縮，會將胸廓底部以及腰椎（橫隔膜的起端）拉向中心腱（橫隔膜的止端），導致身體正面的深層結構在伸展時遇到相當程度的阻力。對許多人來說，在身體上抬時呼氣會是較好的做法。

要持續維持本式，腹壁就必須維持緊繃，但這會限制腹部的呼吸動作，同時，手臂推向地面的肌肉協同動作，往往也會限制胸腔的移動。此外，讓頸部處於負重的伸直位置，會增加氣管的阻力，更別提這些動作全都發生在倒立的狀態中。總而言之，本式是個會對吸氣造成困難的高難度體位法，克服的關鍵就在於有效率地使力。

第9章

手臂支撐姿

　　儘管人體的上下肢有著明顯的相似性，但已個別演化出特定的功能。像足部、膝部、髖部和骨盆的結構，就顯現出它們在支撐重量以及移動軀體方面的功用。

　　活動度較高的手部、肘部和肩帶結構，顯然並不適合負荷身體的重量，事實上，如果你仔細比較手部與足部的結構比例，會發現兩者的負重與關節結構剛好呈現反向關係。

　　在足部結構中，厚重緻密的跗骨就占了整體的一半，如果再加上負重用的蹠骨，我們可以說，足部有4/5是用來支撐身體重量，而趾骨結構只占了足部全長的1/5。

　　手部結構的比例則完全相反，活動度較高的指骨占了手部長度的一半，掌骨也有極大的活動度（跟蹠骨相比），至於較缺乏活動度的腕骨，只占了手部全長的1/5，也就是說，即使你在手臂支撐姿勢中有效地利用掌骨，也只能靠一半的手部長度負荷身體重量。

　　因此當你用手部進行支撐體重的姿勢時，必須了解到一項事實：這是結構上的缺點。然後在你準備或進行這類姿勢時，必須彌補這個事實。

　　在現代社會中，許多人在電腦前工作時，都過度使用或誤用他們的手臂和手部，因此本書將手臂支撐姿勢歸類為中階或高階體位法。初學者必須充分體驗靠雙腳站立的感受之後，才能試著用雙手支撐身體重量。

下犬式

英文名：Downward-Facing Dog Pose

梵文名：*Adho Mukha Svanasana*（讀音：阿多–穆卡–史瓦那撒那）

adho mukha ＝臉部朝下；*shvana* ＝犬

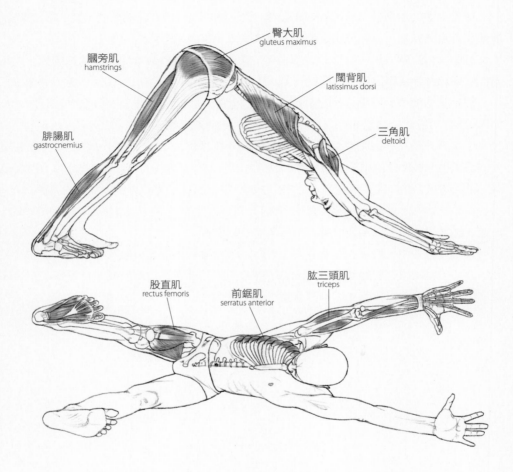

臀大肌
gluteus maximus

膕旁肌
hamstrings

闊背肌
latissimus dorsi

三角肌
deltoid

腓腸肌
gastrocnemius

股直肌
rectus femoris

前鋸肌
serratus anterior

肱三頭肌
triceps

類型及難度

中階倒立手臂支撐姿勢。

重點關節動作

本式可透過多種方式進行，但基本上，這是個觀察雙臂及雙腿如何影響脊椎的好機會。

假設脊椎處於中立伸直（或縱向伸直），那麼你的肩關節與髖關節會趨向屈曲，肘關節與膝關節會趨向伸直。

脊椎中立伸直（或縱向伸直）；肩胛骨上轉並上提（起初會外展，但進階者接下來會趨向內收）；肩關節屈曲並外轉；肘關節伸直；前臂旋前及腕關節伸直；薦骨前垂；髖關節屈曲（或許還有微幅內轉）；膝關節伸直；踝關節背屈。

施力部位

脊椎：腰小肌、腹斜肌；深層伸脊肌準確施力可以維持中立的脊椎擺位（縱向伸直）。

腿部：施力以對抗重力。如果膕旁肌太緊，或許可以動用髖關節屈肌（髂肌、股直肌、恥骨肌）來幫助髖關節屈曲，但這並不是理想的做法。內收大肌內轉，將股骨往後移。動用股廣肌與膝關節肌施力來伸直膝關節。為了加強踝關節的背屈，足部內在肌群必須維持足弓的完整，如此足踝的外在肌群才能放鬆。

手臂：同樣要施力以對抗重力。此時前鋸肌會令肩胛骨上轉並外展，同時棘下肌、小圓肌及後三角肌施力，好讓肩關節往外轉。由於肩關節的屈曲是重力造成的，前三角肌在此時可以放鬆。

除此以外，肱三頭肌施力以伸直肘關節，並免肩關節往下塌。闊背肌通常會試著幫忙做這個動作，但它們會使肩關節下壓並讓肩關節往內轉，因而在肩峰出現夾擠。

你會用到前臂的旋前肌，但如果橈骨與尺骨之間轉動程度不夠，就可能造成手肘或手腕關節過度動作，或令手臂做肩關節內轉，這些都是串連瑜伽修習者在反覆進行拜日式當中的下犬式時，相當常見的受傷部位。

跟足部與腿部的情況一樣，手部內在的動作對整個手臂的整合也相當重要。基本上，手部必須跟足部一樣維持掌弓的完整。此時應該要動用橈側屈腕肌與尺側屈腕肌，以免掌弓塌陷。

伸展部位

脊椎：橫隔膜、肋間肌。

腿部：膕旁肌、腓腸肌、比目魚肌、臀大肌。需要放鬆的部位有腰大肌、髂肌、股直肌、脛前肌、闊筋膜張肌與恥骨肌。

手臂：闊背肌與大圓肌伸展；肱三頭肌長頭離心收縮。

呼吸

本式是一個脊椎縱向伸直的倒立姿勢。對呼吸來說，由於倒立會自然促使橫隔膜往頭部移動，因此腹肌可以進行深度呼氣。如果在維持這個下腹部收縮的動作時同步吸氣（根鎖），會促使胸廓結構進行活動，這對手臂支撐姿勢來說相當具有挑戰性。

上犬式

英文名：Upward-Facing Dog Pose

梵文名：*Urdhva Mukha Svanasana*（讀音：烏德瓦–穆卡–史瓦那撒那）

urdhva＝上升或傾向往上、上抬、上提；*mukha*＝臉；*shvana*＝犬

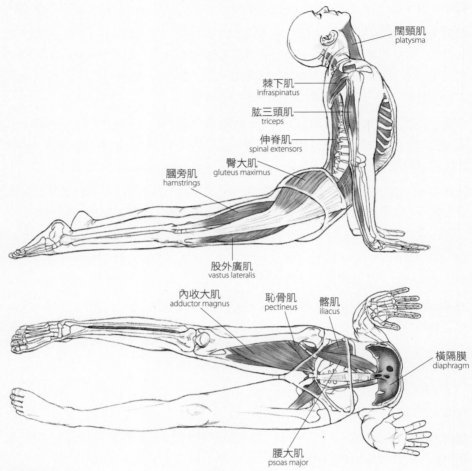

閣頸肌
platysma

棘下肌
infraspinatus

肱三頭肌
triceps

伸脊肌
spinal extensors

臀大肌
gluteus maximus

膕旁肌
hamstrings

股外廣肌
vastus lateralis

內收大肌
adductor magnus

恥骨肌
pectineus

髂肌
iliacus

橫隔膜
diaphragm

腰大肌
psoas major

類型及難度

中階後仰手臂支撐姿勢。

重點關節動作

脊椎完全伸直；薦髂關節後翹；髖關節伸直、內轉並內收；膝關節伸直；踝關節蹠屈；腳趾伸直；肩胛骨內收、上轉；肩關節伸直、中立轉動（用以維持肩膀成中立擺位，有些人需要內轉肱骨，有些人則需要外轉肱骨）；肘關節伸直；前臂旋前；腕關節背屈；手指伸直。

施力部位

脊椎：整條脊椎的伸脊肌施力，不過主要是胸椎。腰椎會被重力拉向伸直狀態，因此腰小肌會離心收縮，以免腰椎過度前凸，而腹斜肌也會做同樣的事。由於頸椎會因為頭部受到重力牽引而伸直，因此頸部前側肌肉會離心收縮，維持動作的平衡。在胸椎部位，胸半棘肌、胸棘肌、胸椎位置的棘間肌以及旋轉肌，是增加胸椎伸展時收縮最多的部分。

腿部：膕旁肌會與臀大肌的伸肌端一起伸直髖部。內收大肌會內轉、伸直並內收髖關節，股薄肌也會幫助內收。股廣肌與膝關節肌會伸直膝關節。

手臂：前鋸肌會使肩胛骨上轉，協同菱形肌與斜方肌內收肩胛骨。肩關節旋轉肌群（棘上肌、棘下肌、肩胛下肌、小圓肌）會在後三角肌與肱三頭肌伸直肩膀及手肘時，使肱骨維持中立。前臂的旋前肌與手部內在肌群會將壓力分散到整個手部，以便保護掌根，並減輕腕部壓力。

伸展部位

脊椎：腹直肌、腹斜肌、腰大肌、胸鎖乳突肌、舌骨上肌、舌骨下肌。

腿部：股直肌、髂肌與腰大肌。

手臂：肱二頭肌、胸大肌與胸小肌、喙肱肌、前三角肌、鎖骨下肌。

胸廓：內肋間肌、胸橫肌、後下鋸肌。

障礙及提醒

如果目的是讓整條脊椎都獲得伸直，那麼胸椎的動作就要增加，腰椎與頸椎的動作就要減少，而這代表胸椎的伸肌要向心收縮，頸椎與腰椎的屈肌要離心收縮。

闊背肌在本式中無法提供太大幫助，因為它們會把肩胛骨固定在胸廓上，限制了胸椎的伸直，也會造成肱骨內轉及肩胛骨下轉，阻礙本式的進行。

由於每個人受限的部位不同，肱骨可能會被拉成內轉或外轉。有時下犬式中的外轉動作，在進入上犬式時必須加以調整，因為手與肩胛骨之間的關係會因為脊椎而有所改變。

呼吸

上犬式是下犬式這個「呼氣」動作的反式，因此上犬式顯然跟吸氣的擴張動作有關。

很多練習阿斯坦加連續動作的人，在本式只停留了半口氣，就進行鱷魚式和下犬式之間的轉換。但維持這個動作，做幾次呼吸，將可藉由吸氣動作增加胸椎的伸直，並透過呼氣動作穩定頸椎與腰椎。

面朝下樹式（手倒立式）

英文名：Downward-Facing Tree Pose（Handstand）

梵文名：*Adho Mukha Vrksasana*（讀音：阿多－穆卡－弗利克撒撒那）

adho mukha＝面朝下；*vrksa*＝樹

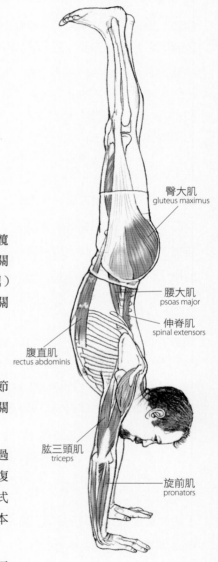

臀大肌
gluteus maximus

腰大肌
psoas major

伸脊肌
spinal extensors

腹直肌
rectus abdominis

肱三頭肌
triceps

旋前肌
pronators

類型及難度

高階倒立手臂支撐姿勢。

重點關節動作

頸椎伸直，胸椎及腰椎微幅伸直；薦髂關節中立；髖關節中立伸直、內收並微幅內轉；膝關節伸直；踝關節中立屈曲（背屈）——與體操動作的腳尖伸直（蹠屈）不同；肩胛骨上轉並外展；肩關節屈曲並外轉；肘關節伸直；前臂旋前；腕關節背屈。

施力部位

腿部：以重力讓髖關節屈曲並外展，因此維持髖關節中立伸直，膕旁肌會連同內收大肌一起施力，讓髖關節維持內收、內轉與伸直。

此外，髂肌與腰大肌會為避免腿部翻落，造成腰椎過度伸直。腹肌很用力，尤其是穩定脊椎的腹橫肌與腹斜肌。伸脊肌的作用是將雙腿上抬，並且在進入本式後維持平衡。臀大肌也能協助上抬雙腿，但在進入本式後不需要過於施力。

手臂：如同下犬式，前鋸肌會讓肩胛骨在胸廓上進行上轉並維持穩定。三角肌會促使肩膀屈曲；棘下肌、小圓肌與後三角肌會維持肩關節外轉。肱三頭肌會維持肘關節伸直，前臂的旋前肌會平衡肱骨的轉動動作；橈側屈腕肌與尺側屈腕肌會保護腕隧道。手部內在肌群會維持掌弓完整。

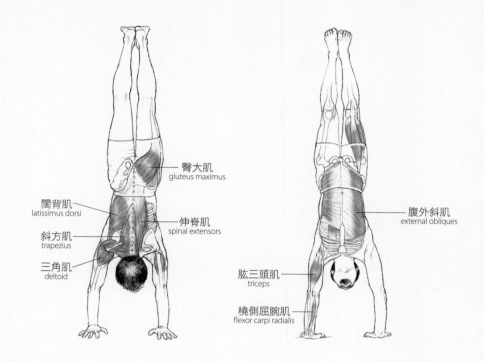

臀大肌
gluteus maximus

闊背肌
latissimus dorsi

伸脊肌
spinal extensors

斜方肌
trapezius

三角肌
deltoid

腹外斜肌
external obliques

肱三頭肌
triceps

橈側屈腕肌
flexor carpi radialis

障礙及提醒

如果闊背肌緊繃，手臂的屈曲與上轉可能會造成腰椎過度伸直。

手部與腕部注意事項：雖然在靠雙手支撐全身重量的情況下，要維持手部的整體性確實非常困難，但這卻是本式的關鍵所在，因為一旦重量落到手腕或掌根上，對腕隧道以及通過其中的神經來說是很危險的事。

過度使用臀大肌與闊背肌可能會使姿勢很像香蕉，但許多人都公認這個姿勢較易維持平衡，也較有穩定感。相形之下，在脊椎中立的狀態下進行手倒立式，就困難許多，也必須徵召更多核心肌肉的力量。

對於關節過度鬆動的修習者來說，尋求深層內在肌群的力量尤其重要，因為這樣才不會使姿勢過於僵硬，而能維持穩定性及流暢性，讓呼吸可以順利進行。

呼吸

手倒立式是最難進行有效呼吸的姿勢之一。核心肌群的支撐動作不僅會減少脊椎的形狀變化，也會減少呼吸的動作，如果再加上身體的平衡、倒立以及激烈的上半身動作等種種挑戰，呼吸很容易就會被丟到九霄雲外。

很多人在進行手倒立式時都會本能地屏住呼吸，一部分是出於恐懼，另一部分則是為了穩住脊椎動作。為了能夠多撐幾秒，呼吸一定得融入體位當中，但不見得是充分的深呼吸，而是快速且有效率的呼吸，這樣才不致於干擾核心肌群平衡或動作的穩定。

鱷魚式

英文名：Four-Limbed Stick Pose

梵文名：*Chaturanga Dandasana*（讀音：恰突朗嘎－丹達撒那）

chatur=四；*anga*=肢；*danda*=拐杖、棍棒

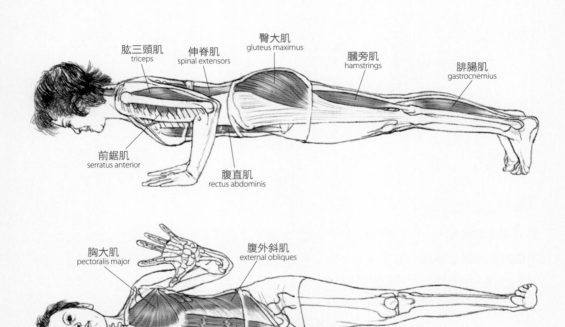

肱三頭肌
triceps

伸脊肌
spinal extensors

臀大肌
gluteus maximus

膕旁肌
hamstrings

腓腸肌
gastrocnemius

前鋸肌
serratus anterior

腹直肌
rectus abdominis

胸大肌
pectoralis major

腹外斜肌
external obliques

前鋸肌
serratus anterior

腹直肌
rectus abdominis

股直肌
rectus femoris

股外廣肌
vastus lateralis

股內廣肌
vastus medialis

類型及難度

中階縱向伸直手臂姿勢。

重點關節動作

脊椎中立；薦髂關節中立；髖關節內收、內轉、中立伸直；膝關節伸直；踝關節背屈；肩胛骨中立；肩關節中立；肘關節屈曲；前臂旋前；腕關節背屈。

施力部位

重力。

穩定脊椎：腹斜肌、腹直肌與腰小肌離心收縮；脊椎肌群（尤其在頸椎部位）向心收縮。

腿部：膕旁肌、內收大肌和部分臀大肌向心收縮；腰大肌、髂肌和股直肌離心收縮，以維持髖關節中立伸直；股廣肌與膝關節肌（膝關節伸直）；腓腸肌與比目魚肌會調節脛前肌，產生背屈；足部內在肌群與外在肌群。

手臂：前鋸肌離心收縮，防止肩胛骨翼狀突起；肩關節旋轉肌群（肩胛下肌，用於保護關節前側；主要由棘下肌與小圓肌，外轉肱骨，抵抗胸肌與喙肱肌的拉力）；胸大肌、胸小肌、喙肱肌與肱三頭肌離心收縮；旋前肌；手部內在肌群與外在肌群。

障礙及提醒

若肌力不足，下半身會出現腰椎過度伸直，伴隨髖關節屈曲，要防止這種狀況，膕旁肌的協調動作就很重要。

至於上半身的動作，若肱三頭肌與前鋸肌的力量不足，肩胛骨會下轉，並過度使用胸大肌與胸小肌。

利用闊背肌使肩胛骨下壓雖然會讓你覺得背部變得有力，但也會造成腰椎過度伸直和肩胛骨下轉。

呼吸

維持這個跟重力有關的姿勢時，幾乎會用到所有的呼吸肌，以及手臂和肩帶。這種程度的肌肉施力將會對橫隔膜的位移產生強大的穩定作用，橫隔膜得和相當大的阻力對抗。要讓本式更有進展，肌肉的施力就要盡量有效率，才能增加身體長時間維持本式並順暢呼吸的能力。

八字扭轉式

英文名：Eight-Angle Pose

梵文名：*Astavakrasana*（讀音：阿斯塔瓦克拉撒那）

ashta＝八；*vakra*＝扭曲的、屈曲的

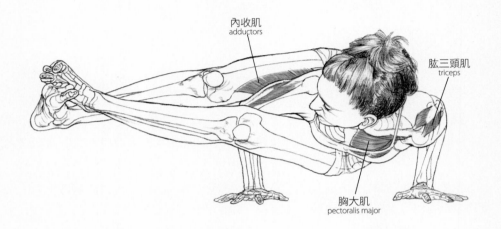

內收肌
adductors

肱三頭肌
triceps

胸大肌
pectoralis major

阿斯塔瓦克拉（Astavakra）是古印度的聖者，相當博學多聞。他的母親在懷他時曾經參加吠陀經的唱誦班。有次他在母親腹中聽聞父親誦經，發現父親唸錯了八個音，讓他受驚抽搐八次，於是出生時身體就有八處扭曲變形。

類型及難度

中階扭轉手臂支撐姿勢。

重點關節動作

頸椎伸直並轉動；胸椎、腰椎、薦骨屈曲並轉動（頭轉向腿部，上胸部轉離腿部，骨盆轉向腿部）；薦髂關節前傾；肩胛骨下轉、外展；肩關節外轉、內收；肘關節屈曲；前臂旋前；腕關節背屈；髖關節在進入本式時屈曲、內收、外轉，接下來進行內轉，以鎖住扭轉動作；膝關節屈曲並趨向伸直；踝關節背屈；足部外翻。

施力部位

重力。

脊椎：腰小肌、腹肌與骨盆底肌群，用於屈曲；上方腿側的腹外斜肌、旋轉肌與多裂肌，用於轉動；下方腿側的腹內斜肌與豎脊肌；身體上側的腰方肌，防止骨盆落地；身體下側的胸鎖乳突肌；身體上側的頭夾肌，用於轉動頭部。

腿部：腰大肌與髂肌，用於屈曲髖關節；恥骨肌、內收長肌與內收短肌，用於內收和屈曲髖關節；內收大肌，用於內收並內轉腿部；股直肌，用於屈曲髖關節並伸直膝關節；股廣肌，用於伸直膝關節；脛前肌，踝關節背屈；腓骨肌，足部背屈並外翻。

手臂：棘下肌與小圓肌，用於外轉肱骨；肩胛下肌、棘上肌、二頭肌長頭與前三角肌離心收縮，以便保護肩關節前側；喙肱肌、胸大肌與胸小肌，用於外展並下轉肩胛骨；前鋸肌，用於外展肩胛骨；肱三頭肌（施力以對抗重力）；橈側屈腕肌與尺側屈腕肌；手部內在肌群。

伸展部位

脊椎：下方腿側的腹外斜肌與豎脊肌；上方腿側的腹內斜肌、旋轉肌與多裂肌；上方腿側的胸鎖乳突肌；下方腿側的頭夾肌。

腿部：膕旁肌（髖關節屈曲與膝關節伸直所致）、臀大肌、臀中肌與臀小肌（髖關節屈曲及內收所致）、腓腸肌與比目魚肌（踝關節背屈所致）。

手臂：菱形肌；斜方肌；二頭肌長頭、前三角肌、肩胛下肌與棘上肌離心收縮；胸小肌與喙肱肌可能會離心收縮，端視肩胛骨的外展程度有多大。

障礙及提醒

八字扭轉式是側鶴式（本章後面會加以介紹）的變化式。雖然兩者的脊椎動作相同，但本式的脊椎伸直幅度稍大（接近自然伸直），而這讓整條脊椎可以更均勻地轉動。

在本式中，足部扣合可以讓雙腿維持對稱。雙腿以及髖關節要對稱，代表脊椎的轉動要比髖關節的轉動還大。在雙腿包住手臂的情況下，本式的扭轉程度會比側鶴式小，因為下方腿不需伸那麼遠。在側鶴式中，當下方腿往前方移動時，雙腳可不對稱地放鬆，而且髖關節會加大脊椎的轉動。

跟半魚王式一樣，脊椎如果沒有轉動，肩胛骨在胸廓上進行外展或內收，會變成可能具有危險的代償轉動。

還有，雙腿包住手臂的動作，可以創造出一個頗為穩定的中心轉軸，因此本式的挑戰（如果修習者可以做側鶴式的話）比較偏向平衡及柔軟度，而不在於力量。此外，本式中腿要伸直，會增加雙臂在支撐與平衡方面的困難。

呼吸

相較於側鶴式把身體上抬並靠上臂支撐重量，本式必須在不靠上臂支撐重量的情況下「吊起」下半身，你不妨藉機檢視哪個姿勢更容易呼吸，或者哪個體位的能量需求較多或較少、哪個體位能讓橫隔膜更自由地移動。

鶴式

英文名：Crane Pose

梵文名：*Bakasana*（讀音：巴卡撒那）

baka ＝鶴、鷺

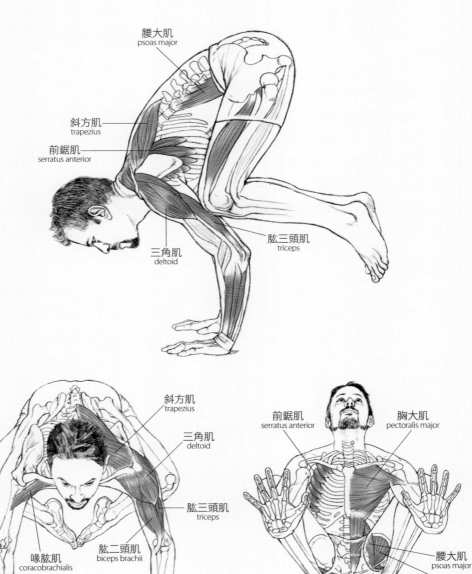

腰大肌
psoas major

斜方肌
trapezius

前鋸肌
serratus anterior

三角肌
deltoid

肱三頭肌
triceps

斜方肌
trapezius

三角肌
deltoid

肱三頭肌
triceps

喙肱肌
coracobrachialis

肱二頭肌
biceps brachii

前鋸肌
serratus anterior

胸大肌
pectoralis major

腰大肌
psoas major

髂肌
iliacus

類型及難度

中階手臂支撐姿勢。

重點關節動作

頸椎伸直；胸椎與腰椎屈曲；薦髂關節前傾；髖關節屈曲、外轉、內收；膝關節屈曲；肩胛骨下轉、外展；肩關節外轉、屈曲、內收；肘關節屈曲，並趨於伸直；前臂旋前；腕關節背屈。

施力部位

脊椎：腰大肌與腰小肌、腹肌與骨盆底肌群，以維持脊椎屈曲。頸部後側的深層內在肌群必須伸直頸椎同時維持胸椎屈曲，而這會是一項挑戰，因為頸椎在伸直時，往往會拉直胸椎的弧度。

腿部：腰肌與髂肌，促使髖關節屈曲。恥骨肌、內收長肌與內收短肌會內收並屈曲髖關節。股薄肌會內收並屈曲髖關節與膝關節時，膕旁肌維持膝關節屈曲。

手臂：棘下肌與小圓肌會外轉肱骨；肩胛下肌與棘上肌會保護肩關節前側。前三角肌、喙肱肌、胸大肌與胸小肌會外展並下轉肩胛骨。前鋸肌會外展肩胛骨。肱三頭肌會對抗重力，以便伸直肘關節。橈側屈腕肌、尺側屈腕肌以及手部內在肌群會維持掌弓完整。手臂起先會屈曲，但在身體往上抬以對抗重力時，會趨於伸直。

伸展部位

伸脊肌、頸部前側肌肉、菱形肌、斜方肌。

障礙及提醒

胸椎屈曲、肩胛骨外展以及頸椎伸直，都是鳥式（鷹式、烏鴉式、公雞式、孔雀式）的常見元素，換句話說，它們代表了鳥的展翅與喙部的上揚。

這些動作需要精準有力的脊椎肌力，才能在沒有斜方肌介入的情況下伸直頸椎，因為斜方肌會干擾肩胛骨與手臂的動作。

呼吸

在本式中，由於胸椎處於屈曲狀態，因此胸廓的呼吸動作會受到極大的限制。下腹部會因為腹部深層肌肉以及髖關節屈肌的動作，而得到某種程度的穩定，相對地上腹部會有較大的移動空間。

變化式：側鶴式

英文名：Side Crane Pose

梵文名：*Parsva Bakasana*（讀音：帕斯瓦－巴卡撒那）

parsva ＝側邊

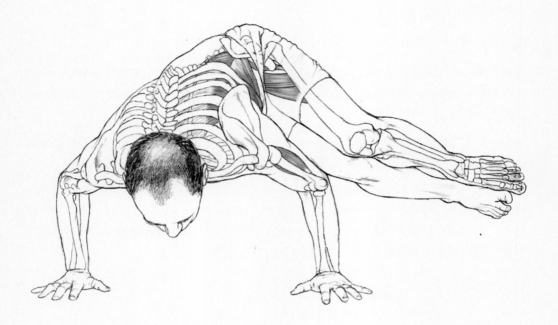

類型及難度

中階扭轉手臂支撐姿勢。

重點關節動作

頸椎伸直；胸椎、腰椎與薦骨屈曲並轉動；薦髂關節前傾；髖關節屈曲、內轉、內收；膝關節屈曲（或伸直）；肩胛骨下轉、外展；肩關節外轉、屈曲、外展；肘關節屈曲，並趨於伸直；前臂旋前；腕關節背屈。

施力部位

脊椎屈曲：同鶴式，但還包括右側腹內斜肌、左側腹外斜肌、右側豎脊肌、左側旋轉肌與多裂肌，以便把雙腿轉向左側並使胸椎軸心轉動。

腿部：同鶴式。

手臂：同鶴式，但手臂是呈外展而非內收，以便擴大支撐基礎。肩關節需要維持外轉，這很重要，因為本式的施力狀態比鶴式更不對稱。

障礙及提醒

如果膝關節沒有併攏，髖關節的轉動會比脊椎還多。

跟鶴式相比，本式的手臂有更多外展，脊椎也有更多伸直。

本式屬於扣合姿勢，因此處於脆弱位置的下背部會承受很大的力量。這些力量不只來自手臂所支撐的膝蓋，也來自身體的重量。

呼吸

與鶴式相近，但因為脊椎扭轉的關係，所以呼吸受限的程度更大。

孔雀式

英文名：Peacock Pose

梵文名：*Mayurasan*（讀音：馬優拉撒那）

mayura ＝孔雀

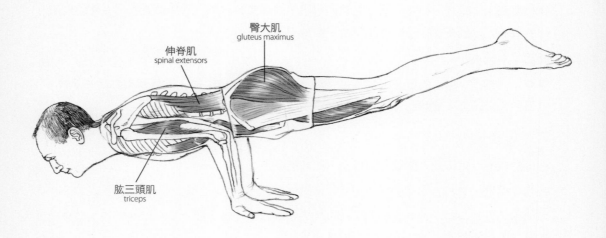

伸脊肌
spinal extensors

臀大肌
gluteus maximus

肱三頭肌
triceps

類型及難度

高階伸直手臂支撐姿勢。

重點關節動作

頸椎伸直；胸椎微幅屈曲；腰椎微幅伸直；髖關節伸直、內收、內轉；膝關節伸直；踝
關節蹠屈；肩胛骨下轉並外展；肩關節外轉、屈曲、內收；肘關節屈曲；前臂旋後；腕
關節背屈。

施力部位

脊椎：腰大肌、腰小肌與腹肌，以抵抗肘關節對內臟施加的壓力。骨盆底肌群肌肉。頸部內在肌群，進行頸椎伸直，並同時維持胸椎屈曲。所有伸脊肌（尤以腰部為主，幫助抬高腿部）。

腿部：膕旁肌，用於伸直髖關節。內收大肌，用於伸展、內轉及內收。臀中肌、臀小肌與臀大肌，用於協助伸展。

手臂：棘下肌與小圓肌會使肱骨外轉；肩胛下肌與棘上肌會保護肩關節前側；前三角肌、喙肱肌、胸大肌與胸小肌會外展並使肩胛骨下轉；前鋸肌會使肩胛骨外展；肱三頭肌會對抗重力，以便伸直肘關節；橈側伸腕肌與尺側伸腕肌；手部內在肌群。

伸展部位

頸部前側肌肉、菱形肌、斜方肌。

障礙及提醒

和其他鳥式（鷹式、烏鴉式、公雞式）一樣，孔雀式包括胸椎屈曲、肩胛骨外展以及頸椎伸直的動作，但它最獨特的地方，就是在前臂旋後的情況下用手臂達到平衡，而這也改變了腕關節的動作，因為腕部伸肌有更多收縮，來對抗蹠屈（朝地面落下）。

呼吸

肘關節壓迫腹部時會刺激腹部臟器，自古就公認這種效果有許多好處。在本式中，所有腹肌都會產生強大的等長收縮，以對抗肘關節對內臟的壓力，而且雖然本式不需要屈曲髖關節，腰肌還是會在腹膜後方施予強大的力量，以減少腰椎前側的壓力，因此腹部臟器都會受到來自前後的擠壓，以及橫隔膜和骨盆隔膜上下方向的壓力。

要維持這個姿勢需要極大的肌肉力量，呼吸量也必須減到最低，因此這個姿勢通常維持不了多久。肺部的運作受到限制，這種程度的肌肉工作，幾乎無法提供足夠的氧氣。

至於腿部結雙盤（蓮花坐）的變化式，則比較容易維持，那是因為肌肉不再需要花那麼多力氣穩定下半身，而且肘關節得移到上腹部，因此跟肘關節壓迫下腹部（雙腿完全伸直時的平衡點）相比，這個姿勢在平衡上所消耗的能量比較少。

孔雀起舞式

英文名：Feathered Peacock Pose

梵文名：*Pincha Mayurasana*（讀音：品查－馬優拉撒那）

pincha ＝一根尾羽；*mayura* ＝孔雀

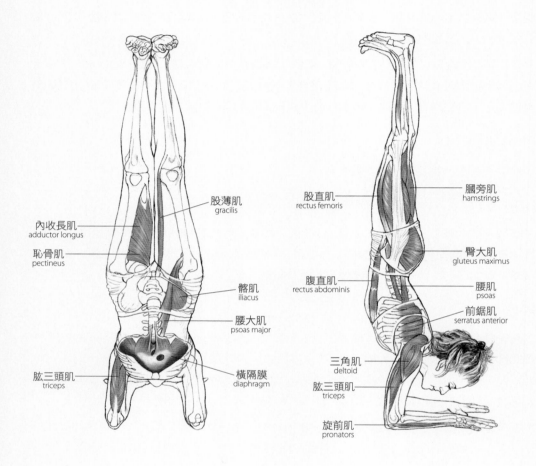

內收長肌
adductor longus

股薄肌
gracilis

恥骨肌
pectineus

髂肌
iliacus

腰大肌
psoas major

肱三頭肌
triceps

橫隔膜
diaphragm

股直肌
rectus femoris

膕旁肌
hamstrings

臀大肌
gluteus maximus

腹直肌
rectus abdominis

腰肌
psoas

前鋸肌
serratus anterior

三角肌
deltoid

肱三頭肌
triceps

旋前肌
pronators

類型及難度

高階倒立手臂支撐姿勢。

重點關節動作

整條脊椎維持伸直狀態：胸椎挺得越直，頸椎和腰椎就越不用挺直。髖關節中立伸直；
膝關節伸直；踝關節中立背屈；肩胛骨外展、下轉並上提；肩關節屈曲、外轉並內收；
肘關節屈曲；前臂旋前。

施力部位

脊椎：脊椎內在肌群（橫突間肌、棘間肌、旋轉肌、多裂肌）；大部分的伸脊肌（棘肌、半棘肌、背最長肌、髂肋肌）。腰小肌、腹斜肌、腹直肌與腹橫肌在本式中會進行強烈的離心收縮，防止身體向後翻落。

腿部：內收大肌與膕旁肌，用於併攏雙腿並伸直髖關節；股廣肌，用於伸直膝關節。

手臂：前鋸肌，用於外展並上轉肩胛骨；棘下肌與小圓肌，用於外轉手臂；肩胛下肌與棘上肌會連同棘下肌與小圓肌將肱骨固定在肩關節盂窩當中；前三角肌、胸大肌與喙肱肌，用於外展並屈曲手臂；肱三頭肌離心收縮，抵抗手肘屈曲（並避免碰撞到臉部）；前臂的旋前肌，以便讓手腕貼地。

伸展部位

闊背肌、髂肌、股直肌、前臂旋後肌、腹肌、內肋間肌（因胸廓擴張和胸椎伸直所致）、頸部前側肌肉。

障礙及提醒

如果肩關節旋轉肌群施力能維持肩關節穩定，肩胛骨就可在胸廓上較自由地滑動（在前鋸肌的協助下），那麼胸椎就比較能自由地伸直，胸廓也會有更多呼吸空間。胸椎的活動度相當重要；就跟上犬式一樣，胸椎挺得越直，下背部和頸椎就越不用挺直。

肱三頭肌與三角肌會強烈地離心收縮，防止身體往前跌落到臉部或頭部，因此本式是手倒立式的極佳預備式，因為它能強化手臂的肌肉。

如果前臂緊繃（無論發生在旋後肌還是橈骨和尺骨之間的骨間膜），無法完全旋前，就會導致手肘向外轉開，或手部靠攏，然而這個相當普遍的前臂問題，經常被解讀成肩膀緊繃或手腕無力。

如果闊背肌不夠長，會使肱骨內轉，因此把手肘拉向兩側。這感覺很像是肩膀緊繃，但其實可以藉由側彎和其他拉長闊背肌的動作得到解決。這些肌肉若不夠長也會造成腰椎過度伸直並且干擾呼吸。

呼吸

本式的支撐基礎是由前臂、胸廓和胸椎所構成的，因此這些結構必須相當穩定，才能維持平衡，也就是說，過多的胸式呼吸將會干擾前臂的支撐力。另一方面，腿部和骨盆的重量以及腰椎的弧度，必須靠腹肌來支撐，所以腹部也不能有太多動作，以免產生反效果。基於這些因素，修習者需要採行一種順暢且均勻的呼吸模式。

反向棒式

英文名：Upward Plank Pose

梵文名：*Purvottanasana*（讀音：普爾伏坦阿撒那）

purva ＝前方、東方；*ut* ＝強烈的；*tan* ＝伸展、拉長

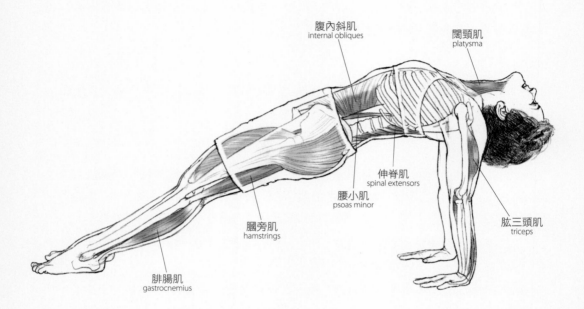

腹內斜肌
internal obliques

闊頸肌
platysma

伸脊肌
spinal extensors

腰小肌
psoas minor

肱三頭肌
triceps

膕旁肌
hamstrings

腓腸肌
gastrocnemius

類型及難度

初階後仰手臂支撐姿勢。

重點關節動作

脊椎伸直；薦髂關節後翹；髖關節伸直、內轉並內收；膝關節伸直；踝關節蹠屈；腳趾
伸直；肩胛骨內收、下轉、上提；肩關節伸直、中立轉動（有些人需要內轉肱骨，有些
人則需要外轉肱骨，才能維持中立）；肘關節伸直；前臂旋前；腕關節背屈；手指伸直。

施力部位

脊椎：所有伸脊肌施力，大部分的收縮在胸椎部位。腰椎的伸直大部分由重力負責，因此腰小肌可以進行離心收縮，以防腰椎過度前凸。腹斜肌也會做相同的事。

在頸椎部位，重力會造成頸椎伸直，因此頸部前側肌肉（頭長肌、頸長肌等）可以進行離心收縮，維持頸部力量的平衡。在胸椎部位，最用力的是胸半棘肌、胸棘肌、棘間肌以及旋轉肌。

腿部：為了伸直髖關節，膕旁肌應該成為主要施力部位，或許臀大肌的伸肌端也可以參與協助。內收大肌會造成內轉、伸直與內收；股薄肌可以幫助內收。股廣肌與膝關節肌會伸直膝關節；腓腸肌與比目魚肌促成踝關節蹠屈，同時足部內在肌群與外在肌群伸直腳趾。

手臂：大圓肌、後三角肌和肱三頭肌會伸直肱骨，菱形肌與斜方肌則會維持內收。肩關節旋轉肌群（棘上肌、棘下肌、肩胛下肌、小圓肌）會使肱骨維持中立。肱三頭肌會伸直肘關節，同時，前臂旋前肌和手部內在肌群會將重量分散到整個手部，防止掌根承受過大的壓力。

伸展部位

脊椎：腹直肌、腹斜肌、腰大肌、胸鎖乳突肌、舌骨上肌與舌骨下肌、腰小肌與腹斜肌。

腿部：股直肌、髂肌與腰大肌。

手臂：前鋸肌、二頭肌、胸大肌與胸小肌、喙肱肌、前三角肌、鎖骨下肌。

障礙及提醒

本式常見的問題是腰椎伸展過多，而髖關節伸直不足。膕旁肌應該是主要伸肌，但如果它們的肌力不足，臀大肌可能會參與協助，不過這樣一來卻會引發外轉，讓下背部更辛苦。此外，臀大肌也可能造成腰椎過度伸直。

如果膕旁肌的力量不足以進行本式，那麼桌式（本章後面會加以介紹）將會是很好的預備式。

闊背肌在本式中無法提供太大幫助，因為它們會使肩胛骨固定在胸廓上，並且抑制胸椎的伸直。

呼吸

在下轉肩胛骨的同時繼續伸直脊椎，會是個有趣的挑戰，因為肩胛骨下壓往往會造成脊椎彎曲。要解決這個兩難問題，方法是藉由呼吸動作來鬆動胸廓和胸骨，這樣上背部就能沿著身體前方中心線得到更大的伸展。

支撐頂立式

英文名：Supported Headstand

梵文名：*Salamba Sirsasana*（讀音：薩朗姆巴－希爾撒撒那）

sa ＝和……在一起；*alamba* ＝倚靠之處、支撐物；*sirsa* ＝頭

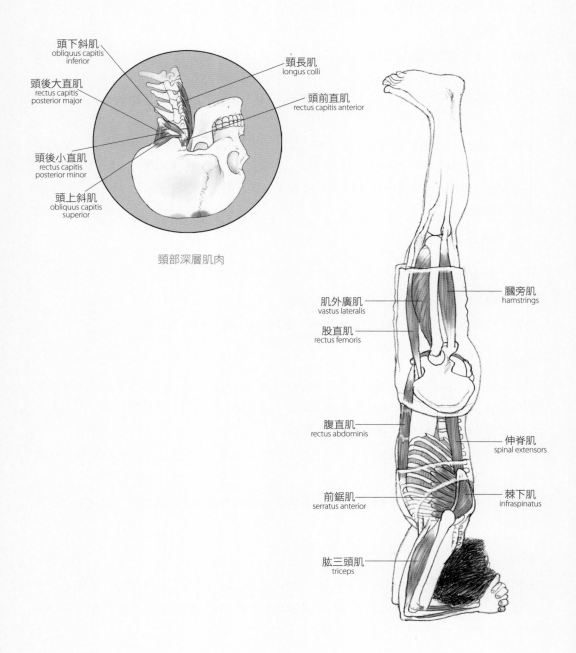

頭下斜肌
obliquus capitis
inferior

頭後大直肌
rectus capitis
posterior major

頭後小直肌
rectus capitis
posterior minor

頭上斜肌
obliquus capitis
superior

頸長肌
longus colli

頭前直肌
rectus capitis anterior

頸部深層肌肉

股外廣肌
vastus lateralis

股直肌
rectus femoris

腹直肌
rectus abdominis

前鋸肌
serratus anterior

肱三頭肌
triceps

膕旁肌
hamstrings

伸脊肌
spinal extensors

棘下肌
infraspinatus

類型及難度

中階倒立手臂支撐姿勢。

重點關節動作

脊椎中立縱向伸直，或微幅伸直；髖關節伸直；膝關節伸直；踝關節中立背屈；肩胛骨外展、上轉並上提；肩關節屈曲、外轉並內收；肘關節屈曲；前臂中立轉動。

重量著力點

對某些人來說，顱骨上最理想的重量落點是在囟會穴（bregma）——冠狀縫與矢狀縫的交接點，亦即額骨與兩塊頂骨的交接點，而這會讓最終姿勢呈現微幅的屈曲。

如果把重量落點移到更靠近頭頂的地方，脊椎會更趨向垂直中立，身體前後兩側之間的動作也會更為平衡。

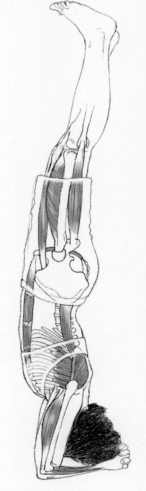

施力部位

脊椎：脊椎內在肌群（橫突間肌、棘間肌、旋轉肌、多裂肌、棘肌、半棘肌、頭夾肌與頸夾肌、最長肌、髂肋肌）全都會發揮作用，將身體上抬成頭立式，並防止向前傾倒。進入本式需要胸椎伸肌使力，而這些伸肌可能不太習慣支撐下半身的全部重量。腰小肌、腹斜肌、腹直肌和腹橫肌在本式中都要用力，以防止身體往後倒。骨盆隔膜也會連同下腹部肌肉一起參與行動，產生強大的根鎖效應。

頸部：頭前直肌、頭後大直肌與頭後小直肌、頭上斜肌與頭下斜肌、頭長肌與頸長肌全都會施力，以維持寰枕關節和寰樞關節前後兩側的平衡。

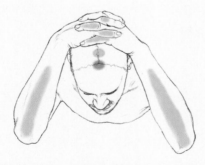

以囟會穴支撐身體重量（左圖的深藍色圓點），會使最終姿勢呈現微幅屈曲（見右圖）。
以靠近頭頂的部位（百會穴）支撐身體（淺藍圓點），會使脊椎更中立。

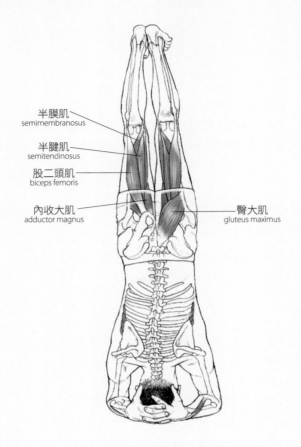

半膜肌
semimembranosus

半腱肌
semitendinosus

股二頭肌
biceps femoris

內收大肌
adductor magnus

臀大肌
gluteus maximus

透過本式可明顯看出示範者有脊椎側彎

手臂：前鋸肌會拉緊肩胛骨；棘下肌與小圓肌會外轉手臂；棘上肌與肩胛下肌會幫助肱骨頭在關節盂裡維持穩定。肱三頭肌在尺側伸腕肌與尺側屈腕肌將小指頭外側壓向地面時，會發揮穩定手肘的作用。

腿部：內收大肌與膕旁肌會促使腿部併攏，並伸直髖關節。股廣肌會伸直膝部，臀大肌的內側肌纖維會伸直髖關節（但不外轉）。

障礙及提醒

脊椎：很多人的脊椎都會不對稱或微幅轉動，這在本式中將會很明顯。請留意插圖中作者脊椎微幅轉動、側彎及其他的不對稱現象。

頸部：如果使用到頸部的深層肌肉，下顎和聲帶肌肉就能維持放鬆。

腿部：要在本式中做到髖關節完全伸直，可能會是個挑戰。如果腹肌肌力不足，髖關節就會屈曲，導致本式的力量都用在身體背面，而不是身體正面。

提醒：一般認為倒立會使血液或氧氣流向腦部，其實不然。無論重力的方向為何，人體都有非常強健的機制，可以控制任何部位所需的血流量。

因身體姿勢改變，主要血管會受到反轉或壓迫，雖然已有人觀察到這會引發局部的血壓變化，但這不能跟血液流動以及氧氣的輸送問題混為一談。

儘管如此，倒立的確是促進下半身靜脈血液回流以及淋巴引流的好機會，何況這姿勢會反轉橫隔膜的動作，使我們獲益良多。

技巧

即使你偏愛本式的「囟會穴」版，並且為求安全而在一開始伸直雙腿，但用微彎的姿勢結束，你還是會需要一些力量和協調性。這裡頭有一些技巧，而鍛練這些技巧的最佳方法，就是練習屈曲雙腿的預備動作，關鍵在於你能否不靠跳躍就將足部抬離地面，還有在進行這個名為屈膝頂立式（acunchanasana）的高難度姿勢時，能否停留一些時間做幾次呼吸。

呼吸

當頭立式的支撐力量來自脊椎深層的內在肌群，以及臟旁肌、股廣肌、腰小肌、腹內斜肌、腹橫肌、前鋸肌的協調動作時，身體的重量和重力的作用會更接近，維持本式所需的肌肉力量也會降到最低，呼吸也會更平靜、更有效率。在這個時候，此時，由於腹肌與骨盆隔膜會進行強烈的動作，幫助身體重心落在基礎上，因此會凸顯橫隔膜的反向運作性質，所有固定於橫隔膜中心腱的內臟，也能透過倒立動作而有不同的移動。

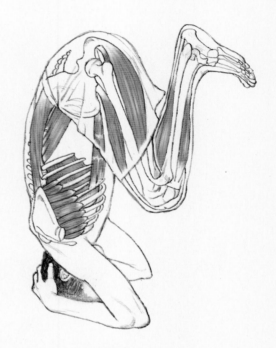

屈膝頂立式

蠍子式

英文名：Scorpion Pose

梵文名：*Vrschikasana*（讀音：弗斯奇卡撒那）

vrschana ＝蠍子

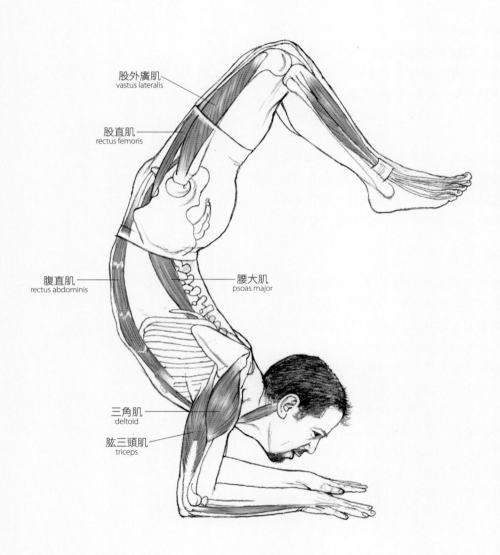

股外廣肌
vastus lateralis

股直肌
rectus femoris

腹直肌
rectus abdominis

腰大肌
psoas major

三角肌
deltoid

肱三頭肌
triceps

類型及難度

中階倒立手臂支撐姿勢。

重點關節動作

脊椎完全伸直；髖關節伸直、內收、內轉；膝關節屈曲；踝關節中立背屈；肩胛骨內收、上轉；肩關節外轉、屈曲、內收；肘關節屈曲；前臂旋前。

施力部位

同孔雀起舞式。此外，在本式中，膕旁肌還會屈曲膝部，並把腳趾往下拉到頭部（如果修習者身體前側的柔軟度夠的話，否則雙腿應該會被動地懸在頭部上方）；前鋸肌會在肩胛骨內收時離心收縮；伸脊肌會加大伸展幅度，並且朝腳趾的方向抬高頭部，以對抗重力。

伸展部位

跟孔雀起舞式一樣，包括闊背肌、髂肌、股直肌、前臂旋後肌、腹肌、內肋間肌、頸部前側肌肉。其中股直肌與軀幹前側肌肉會特別被拉長；股廣肌會隨著膝關節屈曲而拉長，胸大肌與胸小肌可能會隨著胸椎伸直和肩胛骨內收而拉長。

障礙及提醒

雖然孔雀起舞式被視為蠍子式的預備式，但蠍子式因為重心點比較低，所以其實更容易維持。

從孔雀起舞式下彎成蠍子式時，兩側肩胛骨必須一起在背部滑動，這樣胸廓才能往地面壓低，讓胸椎更多活動度，頭部也能上抬，胸椎也可以繼續伸直。此外，為了因應膝蓋屈曲，原本位於兩肩之間的平衡點也必須往後移到脊椎上。

頭部上抬，對轉移平衡點相當重要，否則腿部有可能會把平衡點移過頭，導致身體往後翻落。當兩膝用力彎向頭部時，膕旁肌會處於最短的施力長度，因此這個動作經常會導致這些肌肉抽筋。

離開本式以及返回孔雀起舞式那種直立狀態的能力，跟進入本式同樣重要，因此建議你先練習比較容易應付的階段，也就是在能控制的情況下進入並離開本式，這會是很好的挑戰，因為它會促使處於極大伸展狀態的肌肉進行向心收縮。

呼吸

本式的呼吸模式跟孔雀起舞式類似，只不過是腹肌的伸展（而非腹肌負責穩定的收縮）限制了腹部的呼吸動作。

向上弓式（輪式）

英文名：Upward Bow Pose（Wheel Pose）

梵文名：*Urdhva Dhanurasana*（讀音：烏德瓦－達紐拉撒那）

urdhva＝向上；*dhanu*＝弓

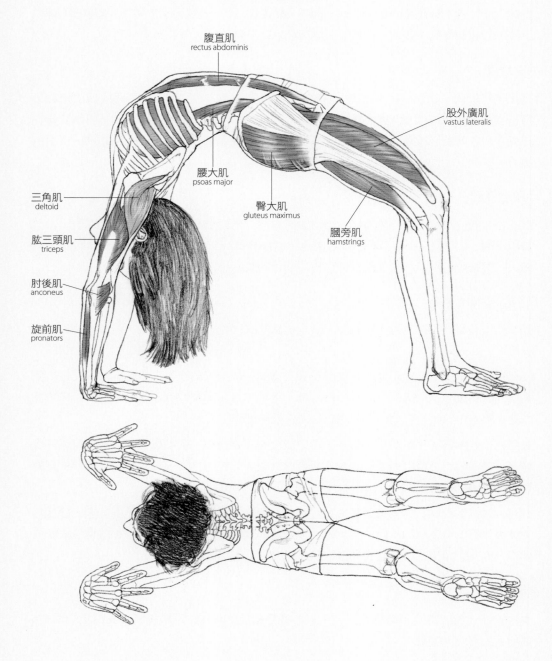

腹直肌
rectus abdominis

股外廣肌
vastus lateralis

腰大肌
psoas major

臀大肌
gluteus maximus

三角肌
deltoid

肱三頭肌
triceps

肘後肌
anconeus

旋前肌
pronators

膕旁肌
hamstrings

類型及難度

中階倒立後仰手臂支撐姿勢。

重點關節動作

脊椎完全伸直；薦髂關節後翹；髖關節伸直、內轉、內收；膝關節伸直；踝關節背屈；肩胛骨上轉、外展（隨著胸椎更加伸直，逐漸進入內收狀態）；肩關節屈曲、外轉、內收；肘關節伸直；前臂旋前；腕關節背屈。

施力部位

脊椎：動用到所有伸脊肌，尤其是較深層的肌肉：棘間肌、橫突間肌、旋轉肌、多裂肌、橫突棘肌群；腰小肌與腹肌會離心收縮，以防腰椎過度活動，並促使胸椎伸直。

腿部：膕旁肌會伸直髖關節；內收大肌會伸直、內轉並內收髖關節（其他的內收肌則較無幫助，因為它們往往會將髖部拉成屈曲狀態）。臀大肌會協助伸直髖部，但過多的臀肌動作也會造成腿部外轉；股廣肌會伸直膝關節。

手臂：棘下肌、小圓肌與後三角肌會在肩關節造成外轉，肩胛下肌則會保護肩關節前緣。前鋸肌會外展肩胛骨並上抬手臂；三角肌會促使手臂在肩膀處屈曲，肱三頭肌和肘後肌則會伸直肘關節。喙肱肌會促使手臂在肩膀處屈曲並內收。前臂旋前肌會將手掌轉向地面。

伸展部位

腿部：股直肌、腰大肌與髂肌。

軀幹：腹肌以及胸廓前側肌肉，尤其是內肋間肌與頸部前側肌肉。

手臂：胸大肌與胸小肌、闊背肌。

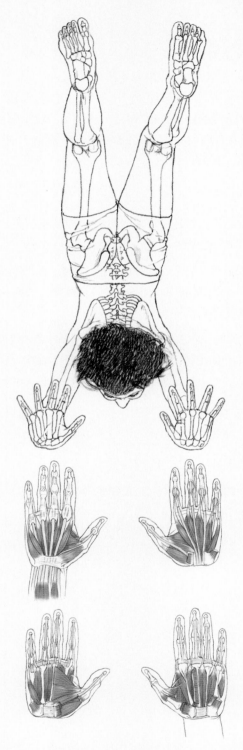

手部肌肉系統（可跟第37頁的足部四層肌群相互對照）

障礙及提醒

整體而言，進入本式的關鍵就在於正確的腿部動作。大多數人都會本能地用股四頭肌來推，但這會將身體重量強行擠向頭部與手臂，使上半身難以抬離地面。用較趨近於「拉」的動作抬高骨盆，可以解決這個難題。

本式的挑戰之一是利用髖關節伸肌支撐腿部動作，而不是被視為膝關節伸肌的股四頭肌。如果多加使用膕旁肌與內收大肌，就能大幅減少股四頭肌的施力。

內收大肌是對本式最有幫助的內收肌群，因為它可以促使髖關節伸直、內轉及內收，這些全是維持身體平穩的動作。在本式中，臀大肌對髖關節的伸直較無助益，因為它會造成外轉，導致薦骨受到壓迫和下背痛。

手臂高舉過頭的部份要能自由移動，且合併肩胛骨的動作，並且利用旋轉肌群穩定肩關節的外轉動作，將能創造出必要的平衡。如果闊背肌緊繃，會限制肩胛骨上轉的能力，迫使脊椎或肩關節過度活動。

同樣的，如果髖關節的伸直受限，腰椎也會累積過多活動。

呼吸

很多修習者在做本式時，常常會因為無法充分深呼吸而感到挫折，原因很簡單：在這個體位中，身體會在最大吸氣時達到穩定，所以即使想再吸進更多的氣，肺部也已經無法再擴張。因此建議你最好採取平靜、舒緩的呼吸模式。在本式中，肌肉的動作越有效率，你在施力時所需的氧氣量就會越少。

側棒式（聖哲婆吒式）

英文名：Side Plank Pose（Sage Vasistha's Pose）

梵文名：*Vasisthasana*（讀音：瓦西斯塔撒那）

vasistha ＝聖人；最傑出的、最棒的、最富有的

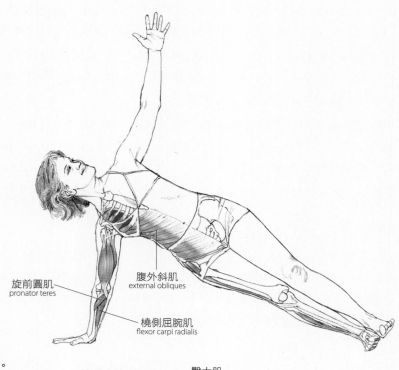

旋前圓肌
pronator teres

腹外斜肌
external obliques

橈側屈腕肌
flexor carpi radialis

類型及難度

初階單臂支撐姿勢。

重點關節動作

脊椎中立；

髖關節中立伸直、

內收並內轉；

膝關節伸直；

踝關節背屈，

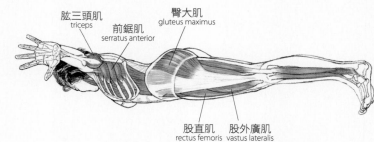

肱三頭肌
triceps

前鋸肌
serratus anterior

臀大肌
gluteus maximus

股直肌
rectus femoris

股外廣肌
vastus lateralis

足部外翻以對抗重力；肩胛骨中立（外展，以對抗重力的牽引）；肩關節側展、外轉；肘關節伸直；下側手：前臂旋前、腕關節背屈；上側手：前臂垂直、腕關節中立伸直。

施力部位

脊椎：伸脊肌、腹斜肌、腹直肌與腹橫肌，用於維持脊椎的中立弧度；腰方肌，防止骨盆墜落地面；下側的胸鎖乳突肌與上側的頭夾肌，幫助頭部往上轉動。

軀幹：上側：腹外斜肌向心收縮，防止骨盆往前扭轉；腹內斜肌離心收縮，防止骨盆往後倒。下側：腹內斜肌向心收縮，以便將右臀往前拉；腹外斜肌離心收縮，防止骨盆往後倒。

腿部：上側腿：內收大肌，用於內轉並伸直骨盆；膕旁肌，用於伸直骨盆；股廣肌，用於伸直膝關節；脛前肌，促使足踝背屈；伸趾肌，用於伸直腳趾。下側腿：內收大肌，用於內轉並伸直骨盆；膕旁肌，用於伸直髖部；臀中肌與臀小肌，將骨盆撐離地面；股廣肌，用於伸直膝關節；脛前肌與伸趾肌，促使足踝背屈並伸直腳趾；腓骨肌，使足部往外翻以對抗重力。

手臂：上側手臂：棘下肌與小圓肌，用於外轉肱骨；前鋸肌、斜方股與三角肌，用於上提手臂；三角肌，用於伸直肘關節；伸腕肌，用於伸直手腕關節；伸指肌，用於伸直手指。下側手臂：前鋸肌，幫助肩胛骨對抗重力的內收力量，維持中立；棘下肌與小圓肌，用於外轉肱骨；肩胛下肌與棘上肌，幫助肱骨頭在關節盂窩中維持穩定；三角肌，幫助肱骨頭在關節盂窩中維持穩定；肱三頭肌，用於伸直肘關節；前臂的旋前肌；橈側屈腕肌與尺側屈腕肌；手部內在肌群，用於支撐手腕及手掌。

伸展部位

闊背肌、胸大肌與胸小肌、喙肱肌。

障礙及提醒

本式的挑戰並不在於柔軟度，而在於脊椎與腿部如何成一直線並維持中立，以及如何維持這個手臂對抗重力的簡單姿勢。這種身體跟重力之間的不對稱關係，代表肌肉必須不對稱地施力，才能維持身體的對稱，基本上等於斜放下來的山式。

重力會透過許多途徑把身體拉離山式：脊椎可能會扭轉、骨盆可能往前傾或肩膀往後倒（或者相反）、下側肩胛骨和下側腿可能同時內收、骨盆可能往地面垂落。不過修習者也很容易因為把骨盆抬得太高，或者過度對抗或放棄對抗重力，造成脊椎朝上或朝下側彎，而有矯枉過正的問題。

整體而言，側棒式是個非常簡單但並不容易做到的體位法。

呼吸

從呼吸的角度來看，本式跟無支撐肩立式一樣，也是具有挑戰性的平衡姿勢，必須靠腹肌與胸部的肌群做出許多穩定的動作。但本式的難度稍微低一些，因為它有手臂可以支撐身體並維持平衡，不過深呼吸還是會破壞其穩定性。

用最少的力氣維持姿勢穩定，將能讓有限的呼吸動作，以最高的效率提供恰好足以維持平衡的能量。

桌式

英文名：Four-Footed Tabletop Pose

梵文名：*Chatus Pada Pitham*（讀音：恰土斯-帕達-皮坦姆）

chatur＝四；*pada*＝足部；*pitham*＝凳子、座位、椅子、長椅

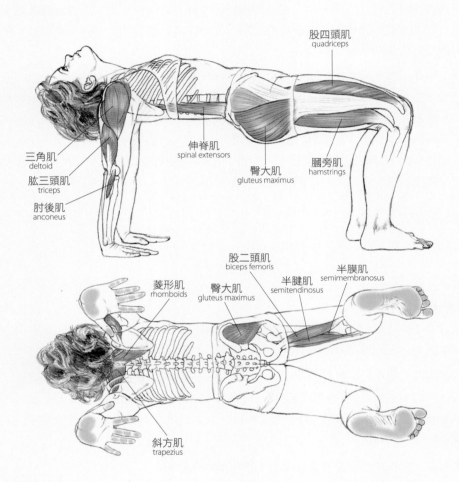

類型及難度

初階後仰手臂支撐姿勢。

重點關節動作

腰椎與胸椎微幅伸直；頸椎伸直；髖關節中立伸直、內收、內轉；膝關節屈曲；踝關節背屈；肩胛骨下轉、內收、上提；肩關節伸直並外轉；肘關節伸直；前臂旋前；腕關節背屈。

施力部位

腿部：重力的牽引會促使髖關節屈曲並外展，因此膕旁肌與內收大肌必須施力，以維持髖關節的伸直、內收與內轉。臀大肌雖然也有幫助髖關節伸直，但不能過於依賴臀大肌，以免造成腿部外轉。股四頭肌離心收縮，脛前肌會把膝關節拉到足部上方。

手臂：這是少數會使菱形肌向心收縮的體位法之一。菱形肌會連同中斜方肌一起內收肩胛骨。提肩胛肌會上提肩胛骨。大圓肌、肱三頭肌、後三角肌與闊背肌會伸直手臂並下轉肩胛骨。肱三頭肌會伸直手肘；前臂的旋前肌會將手轉向地面。

軀幹：腹肌（腹斜肌與腹直肌）及腰小肌，用於抵抗重力造成的腰椎過度伸直。

伸展部位

腿部：股四頭肌（離心收縮）、髂肌、腰大肌與腰小肌。

軀幹：腹肌（各層肌群都會離心收縮）、頸部前側肌肉。

手臂：胸大肌與胸小肌、喙肱肌。

障礙及提醒

倘若膕旁肌力量不足，會使髖關節難以進行中立伸直，因此很多人都用股四頭肌伸直膝蓋，並且將足部推向地面，然而這個做法往往會導致髖關節屈曲，使髖關節的前方無法張開。過度使用臀大肌也會造成髖關節外轉，此時內收肌會與之相抗，令髖關節受到更大的限制。

胸肌如果過於緊繃，除了會讓肩胛骨無法移動（內收）到本式位置上，也會導致肩關節過度活動或脊椎屈曲，讓呼吸不順暢。

如果胸部相對肩帶能夠有效抬起，上斜方肌就可以像置物架那樣為顱骨基部提供支撐（對大部分人而言），進而使頸部前側肌肉好好地放鬆，避開過度伸直頸椎的風險（第六章的駱駝式也有類似的效果）。

呼吸

與向上弓式（輪式）不同的是，桌式不是極度的後彎，且不會使呼吸動作受到極大限制。在身體背側上提、腹側放鬆的情況下，本式可以提供有趣的機會，讓修習者比較呼吸動作被引導到腹部及胸部時，有什麼不同。有些呼吸模式主要是提供穩定的效果，有些則能協助上胸廓擴張。

參考資料與出處

參考資料

Adler, S.S., D. Beckers, and M. Buck. 2003. *PNF in Practice*. 2nd ed. New York: Springer.

Clemente, C.D. 1997. *Anatomy: A Regional Atlas of the Human Body*. 4th ed. Philadelphia, PA: Lippincott William & Wilkins.

Gorman, David. 1995. *The Body Moveable*. 4th ed. Guelph, Ontario: Ampersand Press.

Kapit, W., and L.M. Elson. 1993. *The Anatomy Coloring Book*. 2nd ed. New York: HarperCollins College Publishers.

Kendall, F.P., E.K. McCreary, and P.G. Provance. 1993. *Muscles, Testing and Function*. 4th ed. Philadelphia, PA: Lippincott Williams & Wilkins.

Laban, R. 1966. *The Language of Movement: A Guidebook of Choreutics*. Graet Britain: Macdonald and Evans.

Myers, Tom. 2001. *Anatomy Trains: Myofascial Meridians for Manual and Movement Therapists*. Churchill Livingstone.

Netter, F.H. 1997. *Altas of Human Anatomy*. 2nd ed. East Hanover, NJ: Novartis.

Platzer, W. 2004. *Color Atlas and Textbook of Human Anatomy. Volume 1: Locomotor System*. 5th ed. New York: Thieme.

出處

雷斯利・卡米諾夫的「Yoga Anatomy」網站——這個專業的私人網站裡，放有本書作者的生平及連絡資訊、國際教學行程表、預約方式以及其 e-Sutra 部落格和其他寫作計畫的連結網址：www.yogaanatomy.org

「呼吸計畫中心」（The Breathing Project, Inc.）——位於美國紐約市，由雷斯利・卡米諾夫創辦的非營利教學機構，以呼吸訓練及個人化瑜伽課程為主：www.breathingproject.org

「克里希那馬查亞瑜伽中心」（Krishnamacharya Yoga Mandiram）——位於印度清奈，德西卡查創辦的機構，以克里希馬查亞瑜伽教學法為主：www.kym.org

艾美・馬修斯位於美國紐約市的「身心整合體位法」課程：www.embodiedasana.com

吉爾・海德利（Gil Hedley）的「Somanautics」人體解剖學強化訓練課程及 DVD 系列——全世界都有舉辦工作坊：www.somanautics.com

湯姆・邁爾（Tom Myers）的「解剖學列車及肌肉放鬆整合訓練」（Anatomy Trains and Kinesis Myofascial Integration）——全世界都有舉辦工作坊及訓練營：www.anatomytrains.com

邦妮・班布里基・柯恩（Bonnie Bainbridge Cohen）的「身心整合學校」（Body-Mind Centering®）——位於美國麻州安默斯特市（Amherst），以發展取向為主的動作再教育訓練及重整訓練：www.bodymindcentering.com

朗・皮薩丘若（Ron Pisaturo）——遵循亞里斯多德及安・蘭德傳統的演員、編劇及哲學家：www.ronpisaturo.com

專有名詞索引